ANABEL GALSTER
DIE GEBURTSPSYCHOLOGIN

TRAUMgeburt
— nach —
TRAUMAgeburt

WIEDER SCHWANGER
INTEGRIEREN, HEILEN, VORBEREITEN

Praxisbuch
Geburtsvorbereitung nach traumatischen Geburten

D1718823

Wenn bei bestimmten Begriffen, die sich auf Personengruppen beziehen, nur die männliche oder nur die weibliche Form gewählt wurde, so ist dies nicht geschlechtsspezifisch gemeint, sondern geschah ausschließlich aus Gründen der besseren Lesbarkeit.

Alle Leserinnen und Leser erklären, dass diese uns, unser Unternehmen sowie unsere Mitarbeiter, von allen Haftungsansprüchen freistellen und erklären sich mit dem vorliegenden Haftungsausschluss einverstanden.

Für meine Familie! Meinen geliebten Mann Swen, der immer an mich glaubt; meine wundervollen Kinder, durch die unser Leben bunt, laut und voller Liebe ist; unser Sternenkind, durch das unser Leben mit einer ganz besonderen Farbe gezeichnet wurde.

Bonus

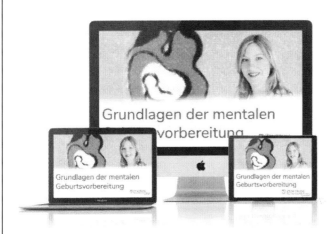

Mit dem Kauf des Buches erhältst du auch **kostenfreien Zugriff** auf das Modul 5 mit dem Titel *Selbsthypnose Wunschgeburt* des **Online-Kurses** "Grundlagen der mentalen Geburtsvorbereitung", einen **Rabatt auf den gesamten Kurs** und **Arbeitsmaterialien zum Buch**.

Scanne einfach den qr-Code oder öffne den folgenden Link in deinem Browser, um alle Informationen dazu per E-Mail zu erhalten:

https://link.nestkinder.de/1UXn

Inhaltsverzeichnis

Vorwort

Du bist wieder schwanger.
Herzlichen Glückwunsch!

Es ist nicht selbstverständlich, dass du dich noch einmal auf die Geburtsreise wagst. Viele Paare, die sehr belastende Geburten erlebt haben, entscheiden sich entweder eine längere Pause bei der Familienplanung einzulegen oder kein weiteres Kind zu bekommen. Wie auch immer du hierher gefunden hast, ich freue mich darauf, dich auf dieser besonderen Reise ein Stück weit begleiten zu dürfen.

Schwangerschaft und Geburt sind für uns Frauen sehr besondere Lebensereignisse, die wir immer in Erinnerung behalten werden. Damit du deine vergangene Geburtserfahrung integrieren und wieder mit Lust und Vorfreude in die nächste Geburt starten kannst, möchte ich dir mit diesem Buch Unterstützung geben. Dieses Buch ist für alle Frauen, die Geburt neu erleben wollen. Die Frauen, die sich auf den inneren Prozess einlassen und wie ein Phoenix aus der Asche steigen wollen. Für alle Frauen, die bereit sind, sich auf ihre selbstbestimmte Geburt vorzubereiten und dafür voll in die Verantwortung für sich und ihr Baby gehen möchten. Frauen, die an der Geburtserfahrung nicht zerbrechen, sondern wachsen wollen. Die wissen wollen, wie ihre Gedanken ihre Wirklichkeit formen und wie sie dieses Wissen für die Gestaltung ihrer TRAUMgeburt einsetzen können.

Dieses Buch ist fachlich, da ich hier mit dir mein Wissen als Psychologin, Doula und Heilpraktikerin für Psychotherapie rund um das Thema Trauma, Bindung und ganzheitliche Geburtsvorbereitung teile.

Dieses Buch ist auch persönlich, weil ich von Frau zu Frau mit dir spreche, von Mutter zu Mutter. Ich durfte selbst zwei kraftvolle Geburten mit jeweils sehr bewussten Schwangerschaften erleben, in denen ich so viel lernen durfte, was ich dir nun für deine TRAUMgeburt mitgeben möchte.

Zudem ist das Buch praktisch, weil Theorie und Wissen allein nicht ausreichen. Damit du das Wissen auch gleich anwenden kannst, findest du zu den entsprechenden Themen Anleitungen für Übungen und Reflexionsfragen.

Als Bonus stelle ich dir kostenfrei das Modul 5 meines Online-Kurses "Grundlagen der mentalen Geburtsvorbereitung" (hier klicken, Gutscheincode: *TRAUMgeburt*) zur Verfügung. Damit hast du eine stabile Basis, mit der du die Gestaltung deiner TRAUMgeburt selbst in die Hand nehmen kannst. Ich bin davon überzeugt, dass eine intensive Vorbereitung viele Ängste lösen und den Geburtsverlauf positiv beeinflussen kann. Jede Frau verdient es, so zu gebären, wie es für sie richtig ist. Und jedes Kind verdient es, in Geborgenheit und Liebe geboren zu werden. Dafür setze ich mich ein. Dieses Buch ist ein Ausdruck meiner Arbeit:

In Liebe empfangen

In Freiheit gebären

In Geborgenheit wachsen

sind die drei Grundpfeiler unserer Philosophie.

An dieser Stelle möchte ich mich bei allen bedanken, die ihre Geburtserfahrungen und Heilungswege hier in Form eines Berichts mit uns teilen:

Elena, Arne, Lucia, Carina und Tatjana. Ihr habt Wundervolles vollbracht!

Vielen Dank an die Gastautorinnen, die dieses Buch mit ihren Artikeln und Einblicken in ihre Arbeit bereichern:

Pia Mortimer, Lucia v. Fürstenberg-Maoz, Hannah Elsche, Daniela Sinsel, Kristina Lunemann und Anna Lagodka.

Natürlich danke ich allen nicht namentlich genannten Familien und Frauen, die ich begleiten oder denen ich auf anderen Wegen begegnen durfte. Jede Einzelne hat meine Arbeit und mich geprägt. Von Jeder durfte ich etwas Neues lernen.

Ein großer Dank geht an meine lieben Lektoren: Swen Galster, Jeanette Hedrich und Franziska Hülshoff (www.schreibunterstützung.de). Ihr habt viel Zeit damit verbracht, damit es eine Freude ist, mein Buch zu lesen! Vielen Dank dafür!

In der Einführung erkläre ich dir, wie du das Buch am besten für dich nutzen kannst.

Herzlichst

Anabel

Mit dem Kauf des Buches erhältst du auch **kostenfreien Zugriff** auf das Modul 5 des **Online-Kurses** "Grundlagen der mentalen Geburtsvorbereitung", einen **Rabatt auf den gesamten Kurs** und **Arbeitsmaterialien zum Buch.**

Scanne einfach den qr-Code oder öffne den folgenden Link deinem Browser, um alle Informationen dazu per E-Mail zu erhalten:

https://link.nestkinder.de/1UXn

Einführung

In einer Welt, in der Geburten immer planbarer, medizinischer und steriler werden, in der das körperliche Wohl über allem steht, werden die emotionalen und psychischen Belastungen solcher Geburtserfahrungen immer weiter zunehmen.

Ob die medizinische Entwicklung in vollem Umfang ein Segen für die Geburt darstellt, vermag ich zu bezweifeln. Denn mittlerweile ist es normal und die meisten Frauen nehmen es als gegeben hin, dass Geburten kein natürlicher Akt der Freude, der Weiblichkeit und des persönlichen Wachstums sind. Vielmehr gehören sie in die Hände medizinischer Fachkräfte und in ärztliche Begleitung. Ich habe viele Frauen begleiten dürfen, die mit dieser Haltung und Einstellung in ihre erste Geburt gegangen sind und dort auf vielen Ebenen enttäuscht wurden. Das medizinische Wunder, das angeblich für jede Situation ein Mittel zur Verfügung hat, erwies sich oftmals als unzuverlässig und vor allem schädlich für den Geburtsverlauf.

Der häufigste Satz, den ich als erstes in den Begleitungen der Folgeschwangerschaften hörte, war:

"Dieses Mal werden wir alles anders machen. Hätten wir das doch nur früher gewusst".

Erfreulicherweise stellte sich bei diesen Zusammenarbeiten heraus, dass die Frauen gemeinsam mit ihrem Partner sehr wohl in der Lage waren, auch nach solchen schwierigen Geburtserfahrungen selbstbestimmt und nach ihren Bedingungen gebären zu können. Und zwar dann, wenn sie das zur Verfügung hatten, was sie für eine solche Geburtserfahrung brauchten. Denn in diesen Fällen ist ein herkömmlicher Geburtsvorbereitungskurs nicht tiefgreifend genug. Das Risiko ist groß, dass die unverarbeitete Geburtserfahrung auch die nachfolgende Geburt negativ beeinflusst, sofern im Vorfeld keine Reflexion und Integration stattgefunden haben. Die Heilungswege der Frauen sind dabei sehr individuell. Ich habe Frauen erlebt, die schon seit der Geburt ihres vorherigen Kindes mit der Aufarbeitung und Integration begonnen haben, sodass ihnen dieses Thema in der Folgeschwangerschaft nicht fremd ist. Es gibt aber auch Frauen, die das Erlebte verdrängen, weil sie entweder keine hilfreichen Ansprechpartner nach der Geburt hatten, oder weil das Erlebte soweit verdrängt wurde, dass es bis dahin unbemerkt im Untergrund brodelte.

Mit der erneuten Schwangerschaft kommen jedoch die alten Gefühle an die Oberfläche und den Frauen ist spätestens dann klar, dass sie sich ihrer nun annehmen müssen.

Ich schreibe dieses Buch für alle Frauen, alle Babys und alle Geburtsbegleiter, die eine solche belastende Geburtserfahrung erlebt haben. Frauen, die den Wunsch haben in der Folgeschwangerschaft ihren Heilungsweg ein Stück weiterzugehen oder zu starten, werden hier praktische Anleitungen sowie theoretische Hintergrundinformationen finden. Für deinen Partner habe ich gemeinsam mit meinem Mann Swen dafür ein extra Kapitel geschrieben, um auch seinen Ängsten und Empfindungen einen Raum zu geben. Es reicht, wenn er sich mit diesem Kapitel auseinandersetzt, aber auch der restliche Inhalt des Buches ist für ihn sehr wertvoll, wenn er dich nun noch einmal zur Geburt begleitet.

Das Buch ist, wie der Titel bereits verrät, in drei große Blöcke eingeteilt: *integrieren, heilen, vorbereiten.* In jedem dieser großen Themenbereiche findest du Theorie und Hintergrundwissen, praktische Anleitungen zur Umsetzung und gegebenenfalls thematisch passende Gastartikel. Diese Expertinnen-Beiträge dienen zur Vertiefung oder Inspiration. Du kannst sie losgelöst vom Rest des Buches lesen.

Ergebnisse aus der Bindungsforschung zeigen, dass unsichere Bindungsmuster über Generationen hinweg weitergetragen werden können. Daher werde ich hier ebenfalls auf das Thema der Bindung zwischen Mutter und dem schon geborenen Kind eingehen. Als vierfache Mutter mit zwei "Herzenskindern", die seit sie klein sind bei uns aufwachsen, habe ich selbst sehr viel über Bindung in anderen Kontexten lernen dürfen. Ich weiß demnach, wie es ist, sich auf ein Kind oder Baby einzulassen, das vom Gefühl her zunächst fremd ist. Dieses Gefühl kennen leider viele Frauen, die eine traumatische Geburt erlebt haben.

Mein Mann Swen und ich leiten unsere Privatpraxis für frühe Bindung und Geburtstrauma zusammen. Das Thema Bindung ist ein absolutes Herzensthema von uns und wird auch hier im Buch immer wieder aufgegriffen. Denn eine sichere Bindung von Anfang an, die insbesondere auch die Schwangerschaft umfasst, ist nicht nur vorteilhaft für die Zeit nach der Geburt, sondern wirkt sich auch positiv auf das Geburtserleben aus.

Auch für Fachleute unterschiedlicher Berufungen, die sich mit Frauen und Familien in dieser besonderen Zeit beschäftigen, ist dieses Buch hilfreich, um zu verstehen, was für eine Frau in der Zeit der Folgeschwangerschaft nach emotional belastenden Geburten hilfreich ist.

Solltest du Betroffene sein, möchte ich dir sagen, dass die Struktur des Buches so gewählt wurde, dass du es wie ein Arbeitsbuch von vorne bis hinten durcharbeiten kannst. Wenn du schon jetzt neugierig bist, kannst du natürlich auch zu Beginn oder immer mal wieder zwischendurch einen der Erfahrungsberichte von Menschen lesen, die deinen Weg schon gegangen sind.

Die Übungen und Reflexionsfragen bauen aufeinander auf, weshalb du sie am besten in der vorgegebenen Reihenfolge durchführen solltest, damit dein innerer Prozess optimal eingeleitet wird. Manche der Übungen solltest du regelmäßig praktizieren, damit sich ein positiver Effekt für die Geburt einstellen kann. Entweder nimmst du dir ein Notizbuch zur Hilfe, in dem du deine Gedanken und Übungsanleitungen (und auch gerne den Lernprozess) festhältst, oder du fotografierst dir die Anleitungen mit dem Handy ab, damit du sie nicht jedes Mal neu suchen musst. Es wird demnächst zusätzlich ein Arbeitsbuch zu dem Thema veröffentlicht (weitere Infos dazu erhältst du über den Verlag: verlag@nestkinder.de).

Als Bonus stelle ich dir kostenlos das Modul 5 meines Online-Kurses "Grundlagen der mentalen Geburtsvorbereitung" und einen Rabtt auf den gesamten Kurs zur Verfügung, der speziell für die Folgeschwangerschaft nach traumatischen Geburten entworfen wurde[1]. Du kannst ihn parallel zum Buch bearbeiten und bekommst dabei noch mehr Übungen mit an die Hand, die dich auf deinem Weg zur TRAUMgeburt unterstützen werden.

Das Praktische an dem Kurs ist, dass ich für ihn die Übungen und Anleitungen schon in Form von Audios und Videos aufgenommen habe. Du kannst also sofort mit den ersten Übungen zur mentalen Geburtsvorbereitung starten.

---

[1] https://link.nestkinder.de/1UXn

Auch unsere Podcasts, besonders den Podcast "TRAUM-geburt nach TRAUMAgeburt", möchte ich dir als kostenfreie Ergänzung sehr ans Herz legen:

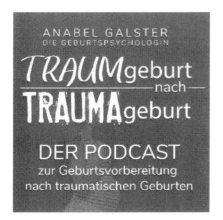

Auf Spotify anhören:

Ich freue mich, dich mit diesen Hilfsmitteln ein Stück auf deinem Weg zu deiner neuen Geburtsgeschichte begleiten zu können!

INTEGRIEREN

Der Blick auf die TRAUMAgeburt, um vorwärts zu kommen

Die Ursachen für ein Geburtstrauma sind vielfältig. Der Geburtsmodus, also wie dein Kind das Licht der Welt erblickt hat, spielt häufig eine Rolle. Sei es Kaiserschnitt, Saugglocke oder Zangengeburt. Es kann an dem Geburtsort liegen, den du damals gewählt hast und an dem du dich nicht sicher und geborgen gefühlt hast. Vielleicht hatte dein Geburtsort nicht die nötige Ausstattung, die du für diese Geburt gebraucht hättest. Denn jede Geburt ist individuell. Auch die Art der Begleitung oder die Abwesenheit des geburtshilflichen Teams kann zu einem Geburtstrauma führen. Entweder, weil verbale oder physische Gewalt angewendet wurde, oder weil niemand da war, der dich unterstützt hat, als du es am dringendsten gebraucht hättest.

Jedoch können ebenfalls traumatische Vorerfahrungen und Umstände aus der Schwangerschaft sich in der Geburt widerspiegeln und diese negativ beeinflussen. Für deine Vorbereitung auf die anstehende Geburt ist es wichtig, dass du dich diesem Thema noch einmal widmest, bevor du voller Vorfreude und Zuversicht nach vorne blicken kannst. Es ist wie der Blick zurück in deine Vergangenheit, um aus dem Erlebten zu lernen und vor allem diese Erfahrungen noch ein Stück weiter zu integrieren und heilen zu lassen. Denn ohne diesen Schritt, das heißt ohne die Integration deiner vorherigen Geburtserfahrungen, besteht das Risiko, dass sich diese negativ auf die nächste Geburt auswirken, wobei sogar Reinszenierungen (Wiederholungen der Geburtserfahrung) möglich sind.

Es gibt verschiedene Erfahrungen, die sich hinderlich auf deine Geburt auswirken können. Schauen wir uns diese gemeinsam genauer an und werfen einen Blick in deinen Lebensrucksack!

Mit dem Lebensrucksack durch die Schwangerschaft

Es ist nun mal so, dass jede von uns mit einem Päckchen auf dem Rücken durchs Leben zieht. Darin befindet sich alles, was uns bis dahin geprägt hat: gute, wie auch schlechte Erfahrungen, die wir gemacht haben. Das beginnt schon ganz am Anfang unseres Lebens, als wir selbst das Baby im Bauch unserer Mutter waren. All diese Erfahrungen machen unseren Rucksack entweder schwerer oder leichter.

Im Hinblick auf die Zeit der Schwangerschaft und ganz besonders für die Geburt ist es wichtig, das auszusortieren, was eventuell hinderlich und belastend sein könnte.

Der Blick in den Rucksack

Wenn du akzeptieren kannst, dass dieser Rucksack zu dir gehört, egal wodurch er gefüllt wurde, braucht es dennoch einen gewissen Mut ihn zu öffnen und sich den Inhalt genau anzusehen. Denn nicht alles wird uns gefallen, was wir hier finden. Tiefsitzende Verletzungen, nicht aufgearbeitete Ängste, aber auch andere Traumata können sich hier verborgen haben.

Das tatsächliche Gewicht des Rucksacks ist vielleicht nicht immer spürbar, weil wir uns daran gewöhnt haben. Doch in manchen Augenblicken, in manchen Momenten (und die Geburt kann so ein Moment sein), da reißt uns die Wucht des Gewichts um und wir liegen am Boden. Uns von dort wieder aufzurappeln und weiterzumachen kostet enorm viel Energie.

Damit wir nicht zu stark überrumpelt werden, ist es sinnvoll genau zu schauen, was sich in dem Rucksack befindet, um auch sein Gewicht abschätzen zu können.

Es gibt Erfahrungen, die gerade im Hinblick auf eine Schwangerschaft und Geburt besser vorab verarbeitet und aus dem Rucksack entsorgt werden sollten.

Steine aus dem Rucksack entsorgen

Zu diesen negativen, als Ballast verstandenen, Ereignissen gehören u.a.:

- vorherige traumatische Geburten (der Grund, weshalb du vermutlich dieses Buch liest)
- Gewalt- und Missbrauchserfahrungen (eventuell Teil deines Geburtstraumas)
- frühere Abgänge und Fehlgeburten
- Sternenkinder (Totgeburten)
- frühere Abtreibung
- psychische Störungen
- schwierige eigene Geburt (wie ich selbst auf die Welt gekommen und begrüßt worden bin)
- Tod nahestehender Personen

Dies sind nur einige herausstechende Beispiele. Sicher kannst du noch einen Punkt aus deiner eigenen Geschichte hinzufügen, den du als belastend empfindest und gerne loslassen möchtest. Die oben aufgeführten Punkte solltest du dir im Idealfall genauer anschauen und (ggf. mit einem Psychotherapeuten) aufarbeiten.

Doch es gibt auch etwas "leichteren" Ballast, der möglicherweise zur eigenen Entwicklung transformiert werden will. Das können persönliche Züge sein wie Perfektionismus, alles kontrollieren zu müssen, geringes Selbstbewusstsein, wenig Zugang zur weiblichen Kraft und zum Körper. Auch das sind Themen, bei denen es sich lohnt, genauer hinzuschauen, wie sich diese für die Geburt positiv umwandeln lassen.

Wenn der Rucksack nun um den einen oder anderen Stein erleichtert wurde, gibt es wieder Platz für Neues!

Den Rucksack mit positiven Dingen füllen

Für die Geburtsreise kann sich jede Frau am besten selbst überlegen, was sie stärkt und was sie daher in ihren Rucksack packen möchte. Stelle dir folgende Fragen: Was sollte unbedingt mit rein? Was macht mir Mut und gibt mir Kraft und Zuversicht, diese Reise und dieses Abenteuer meistern zu können? Viele Frauen beschaffen sich zum Beispiel positive Geburtsberichte von anderen Frauen, die eine schöne Geburtsreise hatten.

Affirmationen, Meditationen, Visualisierungstechniken – all das kannst du während der Schwangerschaft nutzen, um dich auch mental gut auf die bevorstehende Geburt vorzubereiten und dich zu stärken. Diese Techniken beschreibe ich im Teil der Geburtsvorbereitung genauer.

Wenn dein Rucksack schließlich mit mehr Blumen statt Steinen gefüllt ist, wird er zu einer wahren Bereicherung für das besondere Ereignis der Geburt und für alles weitere, was danach folgt. Er wird nicht umsonst "Lebensrucksack" genannt, denn all das, was du nun für Schwangerschaft und Geburt bearbeitest und dir erschließen wirst, sind Entwicklungsprozesse in deinem Inneren, die nicht nur während der Geburt positiv wirken, sondern auch weit darüber hinaus. Daher lohnt es sich doppelt, diese Prozesse anzustoßen!

Unerheblich wie es zu dem traumatischen Erlebnis kam, das du durchgemacht hast, die Folgen und Symptome sind in der Regel sehr ähnlich. Und trotzdem kann die Ausprägung und der Schweregrad eines traumatischen Erlebnisses sehr individuell sein. Damit du einen Überblick darüber gewinnst, ob du auch heute noch Symptome aus dieser belastenden Situation bei dir feststellen kannst, habe ich dir diesen Fragebogen zusammengestellt, den du für dich ausfüllst. Damit erhältst du einen Einblick, wo du dich emotional befindest und wie weit du bereits auf deinem Heilungsweg gegangen bist.

Fragebogen

Dieser kurze Fragebogen ist angelehnt an den Anamnesebogen, den meine Klientinnen vor ihrer ersten Sitzung ausfüllen. Du findest ihn auch im Bonus-Kurs "Grundlagen der mentalen Geburtsvorbereitung". Wenn du dir ein persönliches Feedback von mir wünschst, dann fülle einen ähnlichen Anamnesebogen hier online aus[2]. Er zeigt zum einen den Blick in die Vergangenheit, auf vorangegangene Geburten, aber auch andere Ereignisse, welche die jetzige Geburt beeinflussen könnten. Zum anderen zeigt er den Jetzt-Zustand, wie die Folgeschwangerschaft empfunden wird und richtet überdies noch den Blick auf die Frage, welche Geburtserfahrung dieses Mal gewünscht wird.

1. Wie war deine traumatische oder schwere Geburt (in wenigen Sätzen)?
2. Mit welchen Gefühlen lässt sich dein Geburtserleben am besten beschreiben?
3. Hattest du schon einmal eine Fehlgeburt, wenn ja, wie hast du dieses Erlebnis für dich integriert?

---

[2] Den Link findest du auch in der Übersicht aller kostenloser Boni, welche du per E-Mail erhalten kannst. https://link.nestkinder.de/1UXn

4. Hattest du schon einmal eine Abtreibung, wenn ja, wie hast du dieses Erlebnis für dich integriert?
5. Wie ist der bisherige Schwangerschaftsverlauf?
6. Wie war eure Reaktion auf die Schwangerschaft?
7. Ist die Schwangerschaft geplant?
8. Welche körperlichen und emotionalen Veränderungen oder Beschwerden sind bislang aufgetreten?
9. Was weißt du über die Zeit, als deine Mutter mit dir schwanger war?
10. Wie wird deine eigene Geburt beschrieben (frage deine Mutter oder andere Familienmitglieder)?
11. Wie wünschst du dir deine Geburt, wenn du sie ganz nach deinen Bedürfnissen gestalten könntest?
12. Welche Glaubenssätze könnten dich daran hindern, deine Geburt so zu erleben?
13. Was sind deine größten Hürden/ Ängste/ Sorgen hinsichtlich deiner Geburt?
14. Wie schätzt du deine Beziehung zu deinen Kindern ein?
15. Wie ist die Beziehung zu deinem Partner?
16. Was ist dir besonders wichtig/ was sind deine Hauptthemen?
17. Woran würdest du merken, dass sich etwas für dich durch die Arbeit mit den Buchinhalten verändert hat?
18. Bist du bereit, voll in die Selbstverantwortung für dich und dein Baby zu gehen?

Nachdem du nun den Fragebogen ausgefüllt hast, werden wir noch einmal eine Rückschau zu deiner vergangenen Geburt halten. Denn, um gut und angstfrei in die nächste Geburt starten zu können, ist es wichtig, die letzte Geburtserfahrung noch einmal genau zu betrachten, um sie integrieren zu können. Erst dann wird sie sich nicht hinderlich auf deine nächste, ganz neue Geburtserfahrung auswirken. Wenn wir diesen Rückblick vorgenommen haben und ich dir noch einige Strategien mit an die Hand gegeben habe, die du ausführen kannst, um dein Geburtstrauma aufzuarbeiten oder dich auf deinem Heilungsweg ein Stück weiter zu bringen, werden wir direkt in deine jetzige Schwangerschaft starten. Du wirst lernen, wie du dich optimal auf die anstehende Geburt vorbereiten kannst. Denn nichts stört eine Geburtserfahrung so sehr wie Angst und alte Traumata. Da dies ebenfalls deinen Geburtsbegleiter betrifft, kann es sinnvoll sein, dass auch er sich mit diesem Thema noch einmal auseinandersetzt. Er kann dazu den passenden Erfahrungsbericht eines Vaters lesen und sich mit den Inhalten aus dem Vater-Kapitel beschäftigen.

Gehen wir jedoch noch einmal ein Stück zurück und schauen, wie sich deine vorherige Geburtserfahrung auf dich und dein Leben ausgewirkt hat. Wie du bislang damit umgegangen bist und ob du heute noch Symptome aus dieser Erfahrung mit dir trägst. Dafür gebe ich dir einen kurzen Überblick über die Definition von Trauma und deren Symptome.

Definition von Trauma und seine Folgen

Das Wort "Trauma" kommt aus dem Griechischen und bedeutet „Wunde". In der Medizin wird es häufig für körperliche Verletzungen verwendet, doch kann es sich auch auf seelischer Ebene beziehen. Es ist eine tiefe Wunde oder Verletzung, die der Psyche und Seele eines Menschen zugefügt wurde. Traumata werden darin unterschieden, durch welches Ereignis sie zugefügt wurden.

Es gibt die durch Menschen zugefügte Traumata, wie zum Beispiel:

Autounfälle, Gewalt, Missbrauch, Entführung, Mobbing, Drohungen, Verlust einer nahen Bezugsperson, sekundäre Traumatisierungen (z. B. Gewalt mit ansehen; nicht helfen zu können) und vieles mehr.

Daneben gibt es die zufällig oder durch die Natur zugefügten Traumata, wie zum Beispiel

Naturkatastrophen, Unfälle, schwere eigene Geburt, Geburtstraumen, Totgeburt, plötzlicher Kindstod, Krankheiten, Lebensumstände (z. B. Armut) und vieles mehr.

Da bei einer Geburt häufig andere Personen beteiligt sind, kann auch ein Geburtstrauma der ersten Kategorie zugeordnet werden. Das muss allerdings nicht so sein. Auch unvorhergesehene medizinische Indikationen von Mutter oder Kind können zu einem Geburtstrauma führen, während sich diese durch das Personal sehr gut begleitet fühlt. Hier sieht man die Sonderstellung des Geburtstrauma. Eine einheitliche Definition gibt es weiterhin nicht. Die Weltgesundheitsorganisation (WHO) veröffentlichte im Jahr 1991 eine kurze, allgemein gehaltene Definition: Trauma ist ein *„kurz- oder langanhaltendes Ereignis oder Geschehen von außergewöhnlicher Bedrohung mit katastrophalem Ausmaß, das nahezu bei jedem tiefgreifende Verzweiflung auslösen würde"* (vgl. Pausch & Matten, 2018; S.4).

Wichtig zu wissen ist, dass jedes Trauma individuell ist. Denn ein Trauma entsteht immer nur aus dem eigenen Erleben heraus.

Was für den einen ein Trauma ist, ist für den anderen ein schlechter Tag

Unabhängig von der Belastung, kann eine Situation von Person zu Person sehr unterschiedlich erlebt werden. Eine Person kann dieselbe Situation als bedrohlich und überwältigend erfahren, für eine andere ist es eine Herausforderung oder gar eine Chance. Somit stehen vielen Menschen Mittel zur Verarbeitung und Anpassung an die Situation zur Verfügung. Ob diese Anpassung gelingt, hängt demnach von der individuellen Belastungsgrenze des Betroffen ab (vgl. Lieb, Frauenknecht & Brunnhuber, 2008).

Entstehen Gefühle von intensiver Furcht, Hilflosigkeit, Ohnmacht und dem Ausgeliefertsein, sieht die Person für sich keine Bewältigungsmöglichkeiten und das Erlebte kann schwerer integriert werden. Auf physiologischer Ebene bedeutet dies, dass durch die erlebte Ohnmacht weder das Kampf- noch das Fluchtsystem aktiv werden konnte. Es kommt zu der dritten Variante, die für die Verarbeitung am schlechtesten ist: die Starre. Wenn ich nicht fliehen und nicht kämpfen kann, erstarre ich. Dadurch wird mir jede Bewältigungsmöglichkeit genommen. Dadurch entsteht ein enormer Stress im Körper, der sich auch hormonell beobachten lässt. Die Folgen lassen sich nicht nur seelisch, sondern auch körperlich und kognitiv wiederfinden.

Nach Pausch und Matten (2018) sind Traumata „Ereignisse, die durch ihre Plötzlichkeit („Es geschieht aus heiterem Himmel."), ihre Heftigkeit („Es sind zerstörerische Kräfte mit der Gefahr für Gesundheit und Leben am Werk.") und ihre Ausweglosigkeit („Man ist hilflos und ausgeliefert.") charakterisiert werden können" (S. 4).

Da sie so individuell verarbeitet werden, erleidet nicht jede Frau eine Traumafolgestörung. Das bedeutet, auch wenn du eine emotional belastende Geburt erlebt hast, kann es sein, dass du genügend Ressourcen zur Verfügung hattest, diese selbstständig oder mit Hilfe zu integrieren und zu verarbeiten.

Oftmals wird gesagt "das war ein ganz normaler Kaiserschnitt wie wir es immer machen" oder "herzlichen Glückwunsch für diese Spontangeburt", obwohl der Einsatz von Zange oder Saugglocke nötig war. Das kann vor allem Erstgebärende und auch den Partner zunächst verunsichern, wenn das Umfeld immer wieder sagt "alles ist in Ordnung". Dabei zählt letzten Endes nur das, was du gefühlt hast oder auch heute noch fühlst.

Was bedeutet es aber, wenn ein Trauma als seelische Verletzung angesehen wird? Dazu möchte ich dir einen positiven

Gedanken mit auf den Weg geben: Jede Wunde lässt sich heilen. Deshalb zählt ein Trauma auch nicht zu den klassischen psychischen Störungen. Es ist keine Störung, sondern eine angemessene Reaktion auf ein tatsächlich erlebtes Ereignis. Und mit diesem Wissen lässt sich wunderbar arbeiten. Am Ende bleibt vielleicht eine Narbe zurück, innerlich und manchmal auch äußerlich, die dich an dieses Ereignis erinnern wird. Doch nun ist die Zeit, diese Narbe liebevoll zu betrachten. Sie ist nur dadurch entstanden, dass du alles dafür gegeben hast, dein Kind zur Welt zu bringen – und darauf kannst du stolz sein.

Jetzt ist ein guter Moment, dir zu erlauben, bei dieser kommenden Geburt eine andere Erfahrung zu machen. Was auch immer die Gründe beim letzten Mal dafür waren, dass deine Geburt nicht so verlaufen ist, wie du sie dir gewünscht hast, du wirst es dieses Mal nicht wiederholen. Du kannst jetzt dafür sorgen, dass du dich psychisch, mental, körperlich und auch alle äußeren Bedingungen so gut vorbereitest, dass du mit einem sicheren Gefühl in die Geburt starten kannst.

Symptome eines Traumas

Die Reaktionen auf ein Trauma lassen sich mit Angst, Schrecken, Verzweiflung, einer inneren Leere, Verwirrung oder Hilflosigkeit beschreiben. Häufig kreisen die Gedanken darum, dass man selbst oder geliebte Personen sterben könnten. Körperlich zeigt sich eine massive Stressreaktion in Form von Schwindel, Übelkeit, Schlafstörungen, Appetitverlust, Schwitzen oder Zittern u.v.m. (vgl. Lieb, Frauenknecht & Brunnhuber, 2008).

Um zu ermitteln, ob eine Traumafolgestörung zugrunde liegt, arbeiten wir in Deutschland mit dem ICD-10 (englisch: International Statistical Classification of Diseases and Related Health Problems; ein Klassifikationssystem von Krankheiten und Gesundheitsproblemen, welches aktuell in seiner 10. Version vorliegt: ICD-10). Die bekannteste Form der Traumafolgestörung ist die posttraumatische Belastungsstörung (PTBS). Es gibt eine klare Definition über die Symptome, Art und Umfang der Störung, die vorliegen müssen damit diese diagnostiziert werden darf. Hier ein kurzer Überblick:

- Ständiges, ungewolltes Erinnern an die Situation (Intrusionen) in Form von Bildern oder auch Gerüchen, Geräuschen, Gefühlen u. ä.

- Flashbacks: die Erinnerungen sind so intensiv, als würde sich die Person in der traumatischen Situation befinden, sie also wiedererleben. Dabei können die Erinnerungen spontan auftreten oder durch bestimmte Schlüsselreize (Trigger) ausgelöst werden, die mit dem Trauma in Verbindung gebracht werden (Ort, Personen, Gerüche, Geräusche u. ä.).

- Vermeidungsverhalten von Reizen, die an das Trauma erinnern, wie der Ort des Geschehens, Personen u. ä.

- Oft können sich die Betroffenen nur in Bruchstücken, in schweren Fällen gar nicht an das Erlebte erinnern. Ganze Erinnerungslücken sind hier nicht selten.

- Emotionale Taubheit ist ebenfalls ein typisches Symptom. Die Betroffenen fühlen sich entfremdet und isoliert. Dadurch können weniger zärtliche Gefühle für den Partner oder die Kinder empfunden werden, was dann zu Schuldgefühlen und Selbstvorwürfen führt.

- Aus dem Gefühl heraus ständig „auf der Hut" sein zu müssen (Hypervigilanz), zeigen die meisten Betroffenen ein erhöhtes Erregungsniveau. Sie sind unter anderem leicht reizbar, angespannt, leiden an Schlafstörungen, sind schreckhaft und haben Konzentrationsschwierigkeiten.

(vgl. Lieb, Frauenknecht & Brunnhuber, 2008)

In ihrem chronischen Verlauf halten die Symptome länger als drei Monate an.

Es gibt weitere psychische Erkrankungen, die aus einem Trauma entstehen können: Depressive Syndrome, Angst- und Zwangserkrankungen sind typische Phänomene.

Du hast nun einen Überblick über die Symptome eines Traumas, sowie einer posttraumatischen Belastungsstörung bekommen. Wie du siehst,

können mehrere Dinge zutreffen oder auch keines davon. Es kommt ganz auf das individuelle Erleben an und auf die Möglichkeiten ein solches Ereignis zu integrieren. Wichtig ist jedoch anzuerkennen, dass die Reaktion, die der Körper und der Geist in dieser schwierigen Situation gezeigt haben, in diesem Moment überlebenswichtig waren. Unser System möchte uns niemals schaden. Vielmehr dient das Fallen in eine Starre in einem solchen Moment allein dem Schutz vor dieser überwältigenden Erfahrung. In dem Moment ist diese so erschütternd, dass weder Körper noch Geist zu einem anderen Schutzmechanismus greifen können als dem Abschalten. Aus dieser Perspektive können wir unserem System sogar dankbar sein. Danke deinem Körper, dass er das mitgemacht hat und sich so gut es ging beschützt hat und danke deinem Geist, der durch das Abschalten einen (totalen) Zusammenbruch verhindert hat. Doch die Folgen, die sich auf die weitere Lebenszeit erstrecken können, sollten beachtet und auf allen Ebenen aufgelöst werden. Zumal sich ein Trauma transgenerativ weitervererben kann.

Es gibt weitere Krankheitsbilder, die nach emotional belastenden Geburten auftreten können, die wir im Folgenden betrachten werden.

Wenn die Geburt zur Belastung wurde: Gemütszustände im Wochenbett

Eine Frau im Wochenbett kann verschiedene Gemütszustände erleben, die fließende Übergänge haben können:

Zunächst gibt es das postpartale Stimmungstief, auch "Babyblues" genannt. Dies tritt gewöhnlich innerhalb der ersten 14 Tagen nach der Geburt auf und betrifft ca. 50 bis 80% aller Frauen. In der Regel erleben Frauen es in den ersten Tagen nach der Geburt und es dauert nicht länger als ein bis zwei Tage. Beim „Babyblues" erleben Frauen die typischen Stimmungsschwankungen, aber auch Müdigkeit und Erschöpfung. Sie müssen viel weinen und können ruhelos und ängstlich sein. Ich selbst habe diesen Zustand nach beiden Geburten erlebt, obwohl ich natürliche und komplikationsfreie Geburten hatte. Die Ursachen hier sind sehr vielfältig. Der Körper vollbringt eine enorme Leistung und muss sich nach der Geburt wieder umstellen, da die Schwangerschaft nun vorüber ist. Das beinhaltet auch eine hormonelle Umstellung. Im Bauchraum befindet sich an der Stelle, wo die Plazenta saß, noch eine große Wunde, die heilen muss. Dies stellt ebenfalls eine Anstrengung für den Körper dar. Das Ankommen mit dem Baby in der Familie und das Stillen müssen sich erst noch einspielen, was ebenfalls mit Müdigkeit und Anstrengung verbunden sein kann.

Geboren zu haben bedeutet nicht nur Neuanfang, sondern auch Abschied zu nehmen. Das Baby ist nun auf der Welt und die Schwangerschaft ist endgültig zu Ende. Wenn es vielleicht sogar die letzte Schwangerschaft war, kann dieser Abschied als besonders intensiv empfunden werden. Daher ist die emotionale Komponente hier nicht zu vernachlässigen. Auch äußerliche Stressoren wie Haushalt, zu viele Besucher und ähnliches können zu Gemütsschwankungen der frischgebackenen Mutter führen und sind damit auch zu einem gewissen Grad als natürlich und normal anzusehen.

Erst nach meiner ersten Geburt habe ich realisiert, was es bedeutet, nicht mehr (nur) Tochter, sondern selbst Mutter zu sein. Dies ist ein Prozess, den jede Frau und jeder Mann in seinem Tempo geht. Manche starten damit schon in der Schwangerschaft, doch den meisten wird ihre neue Rolle erst so richtig bewusst, wenn sie das Baby in den Armen halten. Damit ändert sich auch automatisch das Verhältnis zu den eigenen Eltern. Als Mutter müssen Frauen nun für sich herausfinden, welche Anteile ihrer eigenen Mutter sie als Vorbild übernehmen möchten und welche nicht. Das kann zur Folge haben, dass frischgebackene Mütter sich bei einigen Themen nicht immer einig mit der eigenen Mutter sind und sich abgrenzen müssen. All diese Emotionen fließen ins Wochenbett und machen es so zu einer besonderen, doch ebenso zu einer empfindlichen Zeit.

Des Weiteren gibt es die peripartale Depression (peripartal = um die Geburt herum; 28. Schwangerschaftswoche, bis 7. Lebenstag). Unter dieser leiden nach einer Studie von Hübner-Liebermann et. al. (2012) 18,4% aller Schwangeren und 19,2% aller jungen Mütter in den ersten drei Monaten postpartal (= nach der Geburt). Typische Kennzeichen hierfür sind unter anderem:

- Müdigkeit, Erschöpfung, Energiemangel
- Traurigkeit, häufiges Weinen
- Schuldgefühle
- Inneres Leeregefühl
- Allgemeines Desinteresse, sexuelle Unlust
- Zwiespältige Gefühle gegenüber dem Kind
- Konzentrations-, Appetit-, Schlafstörungen
- Kopfschmerzen, Schwindel, Herzbeschwerden, andere psychosomatische Beschwerden

- Ängste, extreme Reizbarkeit, Panikattacken, Zwangs-
  gedanken (wiederkehrende destruktive Vorstellungen
  und Bilder, die nicht in die Tat umgesetzt werden)
- Suizidgedanken

(Schatten & Licht e.V.[3])

In der bereits zuvor erwähnten Studie von Hübner-Liebermann et. al. (2012) heißt es hierzu:

„Inhaltlich ist in der Peripartalzeit die depressive Symptomatik oft geprägt von der gedanklichen Auseinandersetzung
mit dem Kind und den Anforderungen der Mutterschaft. Die
Frauen leiden unter Versagensängsten und Insuffizienzgefüh-
len, erleben sich als ‚schlechte Mutter‘, die es nicht einmal
schafft, den Bedürfnissen ihres Kindes gerecht zu werden. Oft
berichten sie, das Kind sei ‚schwierig und fordernd‘. Auswei-
chendes Verhalten des Kindes und vorhandene Stillprobleme
werden als Bestätigung für das eigene Versagen interpretiert
und verstärken den Teufelskreis und die zunehmende Erschöpfung." (S. 420)

Nur 20 bis 40% der betroffenen Frauen nehmen tatsächlich
professionelle Hilfe in Anspruch (vgl. Hübner-Liebermann,
Hausner & Wittmann, 2012). Zur Selbsteinschätzung gibt es einen frei zugänglichen Fragebogen, die Edinburgh-Postnatal-
Depression-Scale (nach Cox, Holden & Sargovsky, 1987).
Ebenfalls zum Herunterladen auf der Internetplattform von
Schatten und Licht e.V. Durch die Beantwortung der Fragen
kann abgeschätzt werden, ob eine depressive Episode vorliegt
oder nicht.

Ferner gibt es peripartale Angst- und Zwangsstörungen.
Hierbei handelt es sich um immer wiederkehrende Angst-

---

[3] https://www.schatten-und-licht.de/index.php/de/krankheitsbilder

und/oder Panikgefühle. Diese können sehr vage sein und sich auf das Leben im Allgemeinen oder auf ganz spezifische Situationen beziehen. Ein Beispiel sind Ängste zum Wohlergehen des Babys.

Als die schwerste Form der peripartalen Krise gilt die peripartale Psychose. Hiervon sind nur 0,1% bis 0,2% der Frauen betroffen. Durch die von ihr ausgehende Eigen- und Kindesgefährdung bedarf es einer sofortigen Behandlung.

Kennzeichen hierfür sind:

- Wahnvorstellungen
- Stimmenhören
- Halluzinationen
- Extreme Angstzustände
- Starke Schwankungen im Antrieb (ähnlich wie bei bipolarer Störung)

(vgl. Hübner-Liebermann, Hausner & Wittmann, 2012)

Da die Mutter nach einer schweren Geburtserfahrung zunächst mit der Bewältigung dieser beschäftigt ist, kann dies unter Umständen auch die Mutter-Kind-Bindung beeinträchtigen. Die so oft beschriebene "Mutterliebe" stellt sich manchmal nicht sofort ein, was leider noch ein absolutes Tabuthema ist, sodass die betroffenen Mütter sich gar nicht erst trauen dies mitzuteilen. Hinzu kommen oftmals Schuld- und/oder Versagensgefühle, welche die Situation zusätzlich verschlimmern.

Du hast nun erfahren, dass gewisse negative Gemütszustände im Wochenbett ganz normal sind und keiner Behandlung benötigen. Doch der beste Indikator dafür, ob du dich mit deiner letzten Geburtserfahrung versöhnt hast, zeigt dir dein jetziger Zustand. Denn nichts bringt dich so sehr wieder an diese Gefühle heran, wie eine erneute Schwangerschaft.

Gedanken-Exkurs: Mutterliebe

Wann sollte Mutterliebe entstehen und wie soll sie sich anfühlen? Es wird fast automatisch angenommen, dass jede Mutter ihr Kind lieben muss. Ganz egal, was da ist. Die meisten können sich nicht vorstellen, dass "Mutterliebe" nicht das erste Gefühl ist, dass eine Frau empfindet, die gerade eine traumatische oder schwierige Geburt erlebt hat. Natürlich sind schwierige Geburtserfahrungen nie zwangsläufig störend für die Eltern-Kind-Bindung, doch der Anfang wird ihnen dadurch nicht leicht gemacht. Da ich selbst weiß, wie es ist, Mutter für ein (zunächst) fremdes Kind zu sein, möchte ich dir erzählen, was ich Wundervolles aus dieser anfangs merkwürdigen Situation gelernt habe:

Ich war 26 Jahre alt und hochschwanger, als wir unseren damals acht Monate alten "Herzenssohn" kennenlernten. Er war ein Sonnenschein von einem Baby und ich fühlte mich sofort zu ihm hingezogen (möglicherweise auch hormonell bedingt). Jedenfalls entschieden wir, ihm einen Platz in unserer bald frischgebackenen Familie zu geben. Ich sollte an dieser Stelle erwähnen, dass Swen und ich schon seit unserer Jugend ein Paar sind und uns sehr gut kennen. Auch das Konzept der "Erziehungsstelle" (so der rechtliche, nicht ganz schöne Begriff) war uns nicht fremd, da meine Mutter diese Arbeit selbst schon seit Jahren ausübte. Doch, dass ein Baby in eine Erziehungsstelle vermittelt wurde, war neu. Es war allerdings eindeutig, dass hier die "professionelle Distanz" fehl am Platz gewesen wäre. Und genau das gefiel uns so an dem Gedanken. Als unser fremder Sohn bei uns einzog, war es nicht mehr lang bis zur Geburt unseres ersten Sohnes (verwirrend, was?). Wir nutzten die Zeit, um uns kennenzulernen. Alles war neu. Eltern sein, Windeln wechseln, Fläschchen geben. Ganz klar, ich mochte den kleinen Kerl – aber war das die wirkliche Mutterliebe? Noch nicht! Unser Sohn kam zwei Monate später zur Welt und wir mussten uns als Familie wieder neu sortieren. Im

Nachhinein bin ich selbst sehr erstaunt darüber, wie gut wir alles gemeistert haben. Wir haben uns jedoch auch viel Zeit dafür genommen und uns keinen Druck gemacht. Der kleine Kerl schlich sich ganz allmählich von selbst in unsere Herzen. Das Gefühl der absoluten und bedingungslosen Mutterliebe kannte ich indessen durch unseren Erstgeborenen. Wir hatten von Anfang an beschlossen, beide Kinder gleichwertig zu behandeln, da wir wissen, dass nur so eine sichere Bindung und ein glückliches Familienleben aufgebaut werden kann. Jeder braucht SEINEN Platz. Der Rest ergab sich irgendwann von selbst. Ich kann nicht sagen, ab wann unser "Herzenssohn" MEIN Sohn war. Doch er ist es. Und er wird es immer sein.

Warum sollte eine Liebe, die sich erst zart, zu Beginn vielleicht sogar fremd angefühlt hat, schlechter sein als eine Liebe auf den ersten Blick? Am Ende sind die Verbindungen gleich stark. Sie haben nur eine andere Geschichte zu erzählen.

Dass sich Frauen nach traumatischen Geburten erst nach Innen wenden und ihre Kräfte zur Heilung sammeln müssen, um dann wieder mit sich selbst verbunden zu sein, ist mehr als verständlich. Das durch die Gesellschaft geprägte Bild einer glücklichen, frischgebackenen Mutter, darf nicht als Standard für das Siegel "Nur so bist du richtig!" dienen. Die Liebe darf langsam kommen und sollte nie mit Schuldgefühlen verknüpft sein. Liebe ist unendlich vorhanden! Das durfte ich durch meine "Herzenskinder" lernen. Daher kann ich jede Mutter beruhigen, die Sorge hat, dass sie ihr nächstes Kind nicht so lieben könnte wie ihr jetziges. Ich weiß, dass es möglich ist. Denn, wenn wir Liebe an keine Bedingungen oder Bewertungen knüpfen (wie „du musst dieses Kind mehr lieben, sofort lieben oder bedingungsloser lieben"), sondern sie einfach fließen lassen, tut die Liebe, was sie tut. Sie verbindet, was zusammengehört. Und unsere Kinder, egal ob selbst geboren oder nicht, gehören zusammen. Jede Mama, die nicht sofort in diesem Gefühl ist, darf wissen, dass dies kein dauerhafter Zustand ist. Es ist Ausdruck der Überforderung, die sie erlebt hat oder immer noch erlebt.

Wenn sie daran arbeitet, integriert und heilt, dann heilt auch die Bindung zu ihrem Kind. Das kann auch noch einige Zeit später passieren.

Denn dein Kind liebt dich so wie du bist. Bedingungslos.

Mach dich frei von inneren und äußeren Anforderungen, die dir vorgeben, wie du zu lieben hast. Manche Frauen finden erst mit der Selbstliebe und der eigenen Vergebung in ihre Mutterrolle und die Mutterliebe.

Zwischenübung zur Erdung

Du hast bisher einiges über die Theorie und die fachlichen Begriffe bezüglich eines Geburtstraumas erfahren. Manches war dir vielleicht gar nicht so neu, da du dich selbst an der einen oder anderen Stelle wiedergefunden hast. Da ein Ziel dieses Buches ist, dich für deine anstehende Geburt zu stärken, ist es auch wichtig, dass du dich immer wieder zwischendurch erdest, solange du an deinen alten Themen arbeitest. Hierfür möchte ich dir die folgende Übung an die Hand geben. Bei dieser Übung geht es darum, dich zu erden und zurück in deinen Körper zu bringen. Denn, wie oben beschrieben, führt die traumatische Energie dazu, dass wir nicht mehr mit uns und unseren Körper verbunden sind. Das kann auch passieren, wenn wir uns wieder mit dem Thema beschäftigen und auseinandersetzen. Mache diese Übung daher ganz in deinem Tempo.

Übungsanleitung:

Nimm eine aufrechte Sitzhaltung ein und sorge dafür, dass deine Füße fest auf dem Boden stehen. Deine Arme kannst du auf deinen Oberschenkeln locker ablegen. Schließe die Augen oder fixiere einen Punkt vor dir im Raum. Beobachte deine Atmung. Sie sagt viel darüber aus, wie es dir gerade geht. Lass deinen Atem langsam tiefer werden. Scanne deinen Körper von oben nach unten, beginne bei deinem Kopf. Langsam spürst du in alle Muskeln und alle Fasern, Glied für Glied und Stück für Stück in deinen Körper hinein, bis ganz nach unten zu den Fußspitzen. Spüre in jedes Körperteil in jeden Muskel und entspanne diese bewusst. Spüre dorthin, wo deiner Füße den Boden berühren und stelle dir vor, wie du alle negativen Gedanken und schlechte Energie durch deine Füße an die Erde abgibst. Sie nimmt sie gerne für dich auf. Nimm dir dafür die Zeit, die du brauchst. Und wenn du soweit bist, atmest du noch einmal tief ein und aus, erhebst dich und schüttelst alle schlechten Gedanken und Energien von dir ab. Mach dir klar, in welchem Raum du dich befindest, zu welcher Zeit. Du bist im Hier und Jetzt. Du bist sicher und alles ist gut. Schüttle deine Arme, Hände, Beine, Füße. Überlege dir eine positive Affirmation, die du dir am Ende dieser Übung in dein Herz einschließen möchtest z. B. "dieses Mal ist alles gut".

Passend zu diesem Kapitel ist der Gastbeitrag von Kristina Lunemann "Wie Du als Mehrfachmama ein gesundes ICH entwickelst". Du findest ihn weiter hinten im Kapitel der „Expertinnen-Artikel". In dem Gastbeitrag gibt dir die liebe Kristina Lunemann einige Hilfestellungen mit auf den Weg, wie du nach einer schwierigen Geburtserfahrung und als Mehrfachmama in deine Kraft kommst. Ihre Ausführungen helfen dir zu erkennen, inwieweit dich eure Geburtsreise belastet hat und was dir in dieser Situation hilft.

HEILEN

Traumaheilung als Geburtsvorbereitung

N un bist du wieder schwanger und fragst dich, wie du dich dieses Mal auf deine Geburt vorbereiten möchtest. Häufig höre ich den Satz "dieses Mal mache ich alles anders." Und so ist es auch, denn dieses Mal bist du mit einem anderen Baby schwanger, in einer anderen Situation und hast anderes Wissen an der Hand, mit dem du in die Geburt gehen wirst. Es ist aber auch klar, dass du aufgrund deiner Vorerfahrung eine andere und speziellere Form der Geburtsvorbereitung brauchst. Denn, was du erlebt hast, hat sich sowohl körperlich als auch mental in dir festgesetzt. Möglicherweise hast du für dich den Glaubenssatz verankert, dass die Geburt gefährlich ist. Für deine letzte Geburt mag dies auch zutreffend gewesen sein, für die kommende Geburt gelten aber völlig neue Bedingungen. Daher kann dieser Glaubenssatz sehr hinderlich sein und sich negativ auf die Geburt auswirken. Ich habe zahlreiche Beispiele von Frauen, bei denen sich die Geburtsgeschichte immer wiederholt, also reinszeniert hat.

Bei zwei Frauen war es so, dass sie immer nur bis zu einem bestimmten Punkt in der Eröffnungsphase der Geburt kamen. Bei zwei Geburten kamen sie jeweils nicht über die 7 cm Muttermundseröffnung. Da ist es gut verständlich, dass diese Frauen dachten, dass ihr Körper einfach nicht in der Lage sei, sich weiter zu öffnen. Beide Geburten verliefen demnach fast identisch. Bei einer Mama endeten die Geburten mit einem Kaiserschnitt, bei der anderen mit einer PDA (Periduralanästhesie).

Beide Frauen suchten in ihrer dritten Schwangerschaft neue Wege der Vorbereitung, um ihren Glaubenssatz aufzulösen. Sie erlebten eine völlig andere dritte Geburt, denn sie hatten es geschafft, ihren zuvor kritischen Punkt in der Eröffnungsphase zu überschreiten und ab da konnte alles fließen. Einen Geburtsbericht dazu findest du im Folgenden in dem entsprechenden Kapitel. Daher ist es so wichtig, sich mit der durchlebten Geburtserfahrung auseinander zu setzen, damit du diese nicht noch einmal erleben musst.

Im Folgenden werde ich dir einzelne Schritte mit an die Hand geben, die dir dabei helfen, dich in deiner speziellen Situation auf die anstehende Geburt vorzubereiten. Du hast zwar nun sehr viel Wissen und Erfahrung zu dem Thema gesammelt, vielleicht befindest du dich auch schon in einer Therapie, doch häufig dreht sich dieses Wissen um die vielen negativen Aspekte der Geburt und Möglichkeiten der Komplikationen. Daher ist es erforderlich, dass du dir zusätzlich hilfreiche Techniken und positives Wissen aneignest, um wieder mit Hoffnung und Zuversicht an die Geburt denken zu können. Diese spezielle Geburtsvorbereitung ist ein Mix aus Traumaheilung, mentalen Techniken, Körperübungen und Wissensvermittlung. Denn das sind die Komponenten, mit denen du dich in der Folgeschwangerschaft wappnen wirst, damit dieses Mal alles gut werden kann.

Bei der Arbeit mit Schwangeren liegt mein Fokus dabei auf der Bindungsstärkung zwischen Mutter und Kind, um diese Einheit auch schon in dieser Zeit so präsent wie möglich zu machen. Denn eine Mutter, die im guten Kontakt zu sich und ihrem Baby steht, spürt und weiß genau, was sie und ihr Kind brauchen. Was gibt es Besseres, um eine TRAUMgeburt zu begünstigen? Als erstes stelle ich dir die gängigsten Tipps zur Verarbeitung eines Geburtstraumas vor.

Hilfestellung zur Verarbeitung des Geburtstraumas

Erinnerst du dich, dass ich dir in dem Kapitel zur "Definition von Trauma und seine Folgen" beschrieben habe, was ein Trauma ist? Es ist eine Wunde, die deiner Seele zugefügt wurde. Und eine Wunde kann heilen. Nicht jede Geburtserfahrung muss gleich traumatisch sein. Es gibt auch dramatisch wirkende Szenen oder belastende Geburten, die danach trotzdem für die Mutter und auch für ihr Kind gut zu bewältigen sind. Wie und ob das geschieht, ist von Person zu Person sehr unterschiedlich.

Manche Menschen bringen von Natur aus eine erhöhte Resilienz, das heißt Widerstandsfähigkeit mit, die andere nicht haben.

Aber auch eine gewisse Dramatik während vorangegangener Geburten kann dir zum heutigen Zeitpunkt noch Angst und Schrecken einjagen, weshalb du dir Sorgen um die anstehende Geburt machst. Ich habe dir hier eine Liste mit verschiedenen Methoden zusammengestellt, die dabei helfen, ein negatives Geburtserlebnis aufzuarbeiten. Vielleicht kennst du einige davon bereits und hast sie schon direkt nach deiner Geburt durchgeführt. Schau dir die Liste an und überlege, welche dieser Methoden für dich hilfreich sein könnten, sie noch einmal oder auch erstmals einzusetzen.

Hilfreiche Strategien sind:

- **Trauer zulassen:** Wenn du Trauer über deine Geburtserfahrung verspürst, dann lass diese zu. Es ist wichtig, Gefühle zu fühlen, um sie dann gehen lassen zu können.
- **Geburtsbericht schreiben:** Falls du dies noch nicht getan hast, schreibe dein Geburtserlebnis auf. Es kann sein, dass du hier Lücken in deiner Erinnerung be-

merkst. Durch das Aufschreiben sortieren sich zum einen die Schnipsel deiner Erinnerungen und zum anderen erleichtert es das „Loslassen" und Verarbeiten der Erfahrung. Der Bericht kann verwahrt oder als Symbol für dein Loslassen verbrannt werden.

- **Geburtsprotokoll einsehen:** Wenn du große Lücken in deiner Erinnerung bemerkst, kann ein Nachgespräch mit anwesenden Personen hilfreich sein. Zudem ist es ebenfalls möglich, dass Geburtsprotokoll einzusehen (ohne Angabe von Gründen hast du immer das Recht, die Einsichtnahme einzufordern!). Daran lässt sich nachvollziehen, wann, was, warum durchgeführt wurde. Gehe das Protokoll am besten mit einer Hebamme deines Vertrauens durch und lass es dir von ihr erklären. Eventuell findest du hier Anhaltspunkte, worauf du dieses Mal besonders achten möchtest.

- **Brief schreiben:** Bei großer Wut oder Enttäuschung über die Betreuung während der Geburt kann es hilfreich sein, dies in einem Brief zu verschriftlichen. In diesem schilderst du DEIN persönliches Erleben und DEINE Gefühle. Der Brief kann abgesendet oder verbrannt werden. Das Schreiben an sich ist Teil des Heilungsprozesses.

- **Heilgespräch mit deinem Kind:** Dieses Gespräch nach Brigitte Meissner oder wie ich es in der Emotionellen Ersten Hilfe gelernt habe, hilft deinem älteren Kind ebenfalls zu verstehen, was es eventuell schon immer fühlte, aber nie zuordnen konnte. In diesem Gespräch thematisierst du eure Geburtserfahrung auf einer altersentsprechenden Weise. Du schilderst, was passiert ist und wie du dich dabei gefühlt hast. Du endest damit, dass nun alles gut ist und du immer für dein Kind da sein wirst. Kinder hören dieser Geschichte sehr aufmerksam zu, auch wenn es nicht immer so aussieht. Manchmal spielen sie es parallel spontan nach. Beobachte dein Kind dabei. Später in diesem Kapitel findest du "Das

Geburtsgespräch" mit einer umfangreichen Anleitung von mir.

- **Viel Kuschelzeit:** Der beste Tipp, um Bindung zu fördern, ist ganz viel Kuschelzeit für dich und dein Kind! Lass dich von deinem Partner mit regelmäßigen Massagen verwöhnen und nimm dir die Zeit, ganz viel Körperkontakt mit deinem Kind zu genießen. Berührung ist heilsam!

- **Ruhe zur Verarbeitung:** Um wirklich in einen inneren Prozess zu kommen und achtsam mit dir und dem Baby umgehen zu können, brauchst du häufiger Ruhephasen. Nutze deinen Körper als Resonanzgeber, denn er teilt dir mit, wann er Ruhe braucht. Wieder in dein Körpergefühl zu kommen, ist wohl einer der wichtigsten Prozesse, die nun für dich anstehen. Höre auf deinen Körper!

- **Hol dir Hilfe:** Akzeptiere es nicht, wenn keine Besserung eintritt. Es gibt tolle Hilfsangebote, wie zum Beispiel Emotionelle Erste Hilfe (EEH)[4]. In EEH bin ich ebenfalls ausgebildet und biete diese an. Hier wird mit Gesprächstechniken, aber vor allem auf der körpertherapeutischen Ebene durch Berührung den Babys/Kindern und auch den Müttern geholfen. Viele Frauen mit Geburtstrauma-Erfahrung suchen sich mit ihrem Partner in der Folgeschwangerschaft eine Doula als Verbündete, die sie die komplette Schwangerschaft und auch während der Geburt begleitet. In meiner Begleitung als Doula treffe ich fast ausschließlich auf Frauen mit einer solchen Vorerfahrung, was dann die Männer auch betrifft. Eine Doula begleitet das Paar mental und psychisch in der Schwangerschaft und über den gesamten Geburtsprozess hinweg. Der Begriff kommt aus dem

---

[4] https://www.emotionelle-erste-hilfe.org/

Griechischen und bedeutet „Dienerin der Frau", die den Geburtsraum schützt und die „Mutter bemuttert".

Bei der Traumaverarbeitung muss immer beachtet werden, dass das Trauma sich sowohl mental, psychisch, aber auch körperlich niederschlägt. Denn, wie zuvor erklärt, entstand das Trauma in einer schwierigen Situation, in der es weder möglich war, sich zu wehren, noch zu flüchten. Das einzige, was das System in diesem Augenblick beschützt hat, war die Starre, die durch Hilflosigkeit und Ohnmacht hervorgerufen wurde. Eben diese Starre befindet sich auch oft danach noch im Körper, wenn es keine Auflösung gab. Gleiches gilt für die aufgestaute Energie, die für Flucht oder Kampf bereitgestellt wurde. Viele Betroffenen empfinden ein Gefühl der Taubheit gegenüber ihrem Körper und ihren Gefühlen. Gleichzeitig haben sie dazu eine erhöhte Erregung, das heißt ihr Nervensystem befindet sich wie in einer Hab-Acht-Stellung. Das wiederum erklärt, warum häufig Konzentrationsschwäche und Schlafstörungen als Symptome auftreten. Das ist ein Grund, warum in der Traumatherapie auch immer der Körper mit einbezogen werden muss. Mittlerweile ist bekannt, dass allein eine Gesprächstherapie hier nicht zielführend ist. Denn der Schreck steckt immer noch in den Gliedern und kann auch nur mit Hilfe des Körpers wieder abgebaut werden. Der bekannte Traumaforscher Peter Levin hat dazu einige Bücher geschrieben und das Wissen über Traumata wissenschaftlich erweitert und geprägt. Durch ihn wissen wir heute, warum Menschen nach solchen Erfahrungen häufig mit körperlichen Reaktionen wie Zittern oder unkontrollierten Bewegungen reagieren. Der Körper versucht in solchen Momenten die überschüssige Energie loszuwerden und aus dem System zu bekommen, die er aufgebaut hat, um in Flucht oder Kampf gehen zu können, diese aber dann nicht einsetzen konnte.

Ein schönes Beispiel ist der Fall der Gazelle und des Löwen. Die Gazelle muss täglich Angst haben, von einem Löwen angegriffen und gefressen zu werden. Und nicht selten kommt es in ihrem Leben zu genau dieser Situation. Wenn die Gazelle dem Tode schon sehr nah ist, verfolgt sie eine besondere Strategie: Sie verfällt in eine Art Todesstarre und hofft darauf, dass der Löwe von ihr ablässt. Forscher haben beobachtet, wie Gazellen nach so einer fast tödlichen Attacke auf einmal aus dieser Starre erwacht sind, sich geschüttelt haben und ein paar unglaublich hohe Sprünge vollzogen haben. Dann, als wäre nie etwas gewesen, sind sie wieder zurück zur Herde gegangen und lebten ganz normal ohne Traumafolgestörungen weiter.

Dieses Wissen aus der Natur lässt sich auch auf den Menschen übertragen: Viele Menschen vollziehen nach dem schrecklichen Ereignis wie z. B. einem Unfall ebenfalls genau die Körperbewegungen, die sie in der Situation gerne gemacht hätten, um sich zu schützen

(z. B. schnellen die Arme nach oben oder die Beine zucken). Wenn ein Mensch dazu in der Lage war, seinem Körper dieses "Abzittern" der Traumaenergie zu erlauben und dem Ausdruck des Körpers zu folgen, setzt sich oft kein psychisches Trauma fest. Dies ist leider häufig nach traumatischen Geburtserfahrungen nicht der Fall. Das bedeutet, dass die Frau mit der nicht freigesetzten Energie, die der Körper aufgebaut hat, nach Hause geht und vom Gefühl her von ihrem Körper und ihren Emotionen getrennt ist.

Aus der Stressforschung wissen wir ebenfalls, wie wichtig der körperliche Ausdruck ist, um Stress abzubauen. Daher gehen viele Menschen nach der Arbeit ins Fitnessstudio oder laufen, weil sie sich danach wohler fühlen und somit einen Kanal gefunden haben, den aufgebauten Stress wieder loszuwerden.

Genauso kannst du dir nun vorstellen, was du dir erarbeiten kannst, um die vielleicht noch vorhandenen Traumaenergie-Reste aus deinem Körper zu verabschieden.

Ein schönes Tool, das ich gerne empfehle, ist die Energiebürste. Die Energiebürste sieht für einen Laien ein wenig wie ein Pferdestriegel aus, nur dass sie mit Kupferdraht durchzogen ist. Mit dieser Bürste sind Ausstreichungen am ganzen Körper (von oben nach unten) möglich. Eine schöne Vorstellung ist dabei, dass alle alten Reste der Traumaenergie ebenfalls mit ausgestrichen werden. Angefangen bei den Armen, über den Rücken, den Bauchbereich, die Beine hinunter bis zu den Füßen. Das Schöne an der Energiebürste ist, dass sie umgekehrt auch zur Energiegewinnung genutzt werden kann. Dafür wird die Bürste dann in entgegengesetzte Richtung (von unten nach oben) verwendet. Eine Anleitung für die letztere Form der Anwendung liegt der Bürste bei. Verschiedene Ausführungen einer solchen Bürste findest du im Internet.

Atmung zur Körperverbindung

Dein Körper steht dir als Therapiemittel immer zur Verfügung. Insbesondere deine Atmung kann dir viel über deinen derzeitigen Zustand zeigen. Weißt du überhaupt, wie du atmest? Finde es heraus und beobachte einmal bei verschiedenen Aktionen oder Situationen über mehrere Tage hinweg deine Atmung. Sie zu beobachten und zu spüren ist der erste Schritt.

Atmest du eher flach und hektisch in die Brust, so spricht dies für eine Stressatmung, die du dir vielleicht angewöhnt hast. Viele Menschen leben mit dieser Atmung, ohne dass sie bemerkt haben, dass sie sich eingeschlichen hat. Oder atmest du tief und entspannt in deinen Bauch? Beobachte deinen Atem. Übe, achtsam mit deiner Atmung umzugehen. Das ist wichtig, denn deine Atmung beeinflusst dich und dein Nervensystem, indem sie dir ein ungutes Gefühl gibt, wenn du zu wenig Luft bekommst oder sehr flach atmest. Überdies kannst du, indem du tiefer und ruhiger atmest, dein Nervensystem beeinflussen, um dich zu beruhigen. Das bewusste Atmen bringt dich ins hier und jetzt. Du kannst deinen Atem nutzen, um dich durch unangenehme Situationen zu bringen. Vielleicht machst du dir Sorgen über die nächste Vorsorgeuntersuchung, dann nutze deinen Atem, um dich zu beruhigen.

Indem du dir eine Hand auf einen bestimmten Körperbereich legst, kannst du üben, deinen Atem zu lenken. Lenke ihn in deine Hand, die z. B. auf deinem Bauch liegt. Vielen Schwangeren hilft der Gedanke, zum Baby zu atmen. Das ist auch gleich eine gute Übung für die richtige Atemtechnik während der Geburt. Doch darauf werde ich im Kapitel "Geburtsatmung" noch detailliert eingehen.

Atemübungen bringen dich deinem Körper näher und sind gleichzeitig auch Teil einer ganzheitlichen Geburtsvorbereitung. Alles, was dich jetzt in deinem Körperempfinden stärkt und unterstützt, ist hilfreich und du darfst darauf zurückgreifen. Über den Atem kommst du zu dir und deiner Selbstanbindung. Das ist enorm wichtig, da wir durch traumatische Erfahrungen den Bezug zu uns und unserem Körper verloren haben. Der Körper war der Ort des Schmerzes, was auch erklärt, warum Betroffene häufig in einem übererregten Zustand bleiben. Denn kämen sie zur Ruhe, würden sie ihren Körper spüren, was sie jedoch vermeiden wollen. Zu viel Schmerz ist dort abgespeichert. Auch dies ist ein Schutzmechanismus, den wir als intelligente Spezies anwenden. Gerade bei dem Thema Geburt spielt der Körper eine große Rolle. Oft haben Frauen nach schwierigen Geburten das Gefühl auf vielen Ebenen versagt zu haben. Ihrem Empfinden nach hat auch ihr Körper versagt, der einfach keine eigenen Wehen produzieren kann, nicht zum Gebären gemacht ist oder einfach viel zu schmerzempfindlich ist. All das habe ich schon von Frauen nach TRAUMAgeburten gehört. Manche haben auch entsprechende Sätze von Ärzten dazu gehört, dass zum Beispiel ihr Muttermund besonders fest sei und dies auch in folgenden Geburten schwierig wird oder, dass sie nun nach einem Kaiserschnitt bei der nächsten Geburt auf jeden Fall wieder eine Bauchgeburt planen müssten, dass die Plazenta sich auch beim nächsten Mal schwer lösen wird, usw. Solche Zukunftsaussagen zu treffen finde ich mehr als bedenklich, da dies von den Paaren häufig nicht als ein *relatives Risiko*, sondern als eine *Wahrheit* abgespeichert wird.

Die Phasen der körperorientierten Traumatherapie

Es gibt verschiedene therapeutische Wege, die sich genau auf diesen Ansatz spezialisiert haben. EMDR (Eye Movement Desensitization and Reprocessing), tanztherapeutische Richtungen, Somatic Experiencing von Peter Levine, Sensorimotoric Psychotherapy von Pat Ogden und andere Traumatherapietechniken nutzen das Wissen, dass der Körper eine wichtige Rolle bei der Traumaverarbeitung spielt.

Im Folgenden beschreibe ich dir die verschiedenen Phasen einer Traumatherapie, die den Körper mit einbezieht (angelehnt an einen Artikel von Dami Charf, Link in den Quellen) und übertrage diese auf Geburtstraumata.

Wenn ein Trauma bearbeitet wird, geht es nicht darum, noch einmal in die alte, überwältigende Situation gebracht zu werden. Das ist wichtig zu wissen, da viele deshalb Angst vor einer Traumatherapie haben. Sie haben Angst, die Gefühle und Schmerzen von damals noch einmal erleben zu müssen. Das ist jedoch absolut nicht das Ziel und sollte immer vermieden werden. Vielmehr geht es darum, neue Gefühle mit dem Erlebten zu verknüpfen. Es geht darum, seinen Körper ohne Angst und Schmerz spüren zu können. Deshalb werden zu Beginn der Aufarbeitung immer die Ressourcen betrachtet. Denn wie du weißt, ist ein traumatisches Erleben höchst subjektiv und so ist es auch mit dem Weg der Verarbeitung. Anhand der Ressourcen lässt sich erkennen, wie viel der betroffenen Person zugemutet werden kann und wie stabil sie für die Aufarbeitung ist.

Eventuell müssen erst Ressourcen aufgebaut werden, bevor ein Trauma bearbeitet werden kann. Dieser erste Schritt ist von großer Bedeutung, damit die Betroffene nicht überfordert wird. Der nächste Schritt ist Zugang zum eigenen Körper zu finden und diesen zu stärken. Du hast bereits erfahren, wie wichtig es ist, wieder in Verbindung mit deinem Körper zu treten, denn nur dann kannst du auch eine gute Bindung und Kontakt zu deinem Baby aufbauen. Beides brauchst du, um eine leichte und sanfte Geburtserfahrung machen zu können. Daher ist dieser Teil der Verarbeitung sehr wichtig.

Hilfreich ist, wenn langsam Toleranz im Kontakt mit nahestehenden Personen aufgebaut werden kann. In der Paarbeziehung ist das nach schwierigen Geburten ohnehin ein Thema. Häufig leidet das Sexualleben der Paare unter den gemachten Erfahrungen. Für die Frau ist es schwierig, körperliche Nähe zulassen zu können, da sie hier die beschriebene Verknüpfung von Schmerz und den überwältigenden negativen Gefühlen hat. Es ist nachvollziehbar, dass jemand, dem der Zugang zum eigenen Körper fehlt, keine erfüllte Sexualität leben kann. Für den Partner kann es ebenfalls schwierig sein, entweder zu verstehen, weshalb das Sexualleben mit der Partnerin von der Geburtserfahrung so betroffen ist, oder er selbst empfindet durch das Erlebte keine sexuelle Lust. Er ist eventuell emotional und psychisch ebenfalls betroffen und muss die Geburt genauso verarbeiten und integrieren. Für das Paar ist also die körperliche Kontaktaufnahme relevant, um wieder zueinander zu finden. Dies kann in kleinen Schritten geschehen, damit hier das positive Erleben mit dem Körper wiedergefunden werden kann. Sollte dies euer Beziehungsleben auch noch jetzt in der Folgeschwangerschaft kritisch beeinflussen, so wäre eine individuelle Paarbegleitung sinnvoll, in der dieses Thema einen Raum bekommt. Denn die Lust am Körper ist ein wichtiger Bestandteil, um dich deiner TRAUMgeburt zu öffnen. Körpertherapeutische Ansätze wie die Schmetterlingsmassage nach Eva Reich, wie sie auch bei der *Emotionellen Ersten Hilfe* angewendet wird, sind hilfreich, um die Spannung im Körper abzubauen und das Wohlbefinden zu stärken. Dafür muss jedoch, erst eine Berührungs-Toleranz aufgebaut sein und eine vertrauensvolle Beziehung zur Anwenderin bestehen. Im besten Falle kann die Frau sich dann wieder bei Berührung fallen lassen und sie genussvoll annehmen. Für den Anfang ist dies an unverfänglichen Körperregionen leichter. Zu Beginn empfehle ich Berührungen am Rücken, den Händen oder auch an den Füßen. Hierüber kann wunderbar mit der Erarbeitung der Grenzen begonnen werden. Da es bei einem traumatischen Ereignis immer auch zur Grenzüberschreitung kam (ob psychisch oder physisch) ist es wichtig, dir diese Grenzen wieder zu erarbeiten, damit du in der nächsten Geburt genau kommunizieren kannst, was du willst und was für dich nicht akzeptabel ist. Dafür musst du zunächst erst selbst wieder deine Grenzen finden und definieren. Eine genaue Absprache mit dem geburtshilflichen Team darüber ist wichtig, damit das Fachpersonal darauf achten kann, dass es nicht erneut zu einer Traumatisierung kommt.

Damit das Erlebte integriert werden kann, findet eine sogenannte Traumaexposition statt. Diese geschieht jedoch auf rein körperlicher Ebene. Es geht nicht darum, die Gefühle wieder zu erleben, das wäre viel zu bedrohlich. Ziel ist es, den Schockmoment, der noch im Körper steckt, aus dem Körper zu entlassen. Das passiert häufig über ein Zittern des Körpers.

Zur Integration des Erlebten ist es wichtig, sich der neuen negativen Glaubenssätze bewusst zu werden, die damit entstanden sind. In diesem Zusammenhang könnten es Sätze sein wie "Ich kann nicht normal gebären", "Geburt ist gefährlich", "Ohne Einleitung wäre mein Baby nie zur Welt gekommen", "Ärzten kann ich nicht vertrauen" usw. Ein Misstrauen gegen die Welt oder eine Erschütterung des bisherigen Weltbildes ist erfolgt. Nichts ist wie vorher. Alles hat sich verändert. Diesen Gefühlen einen Platz zu geben, sich erlauben zu trauern, ist ein wichtiger Schritt im Heilungsprozess. Betraure, was du mit deinem ersten Kind erlebt hast, betraure es mit ihm zusammen.

Und dann mach dir klar, dass du nun an einem ganz anderen Punkt in deinem Leben stehst als damals. Mit ganz neuem Wissen, einem anderen Baby in deinem Bauch und einer ganz anderen Situation. Du wirst die Dinge dieses Mal anders angehen und dich vielleicht noch intensiver vorbereiten. Dass du gerade diese Zeilen liest, zeigt, wie ernsthaft du an dir und für deine TRAUMgeburt arbeiten möchtest. Bleib dran, es lohnt sich! Wie du nun die nächsten Schritte gehen kannst und was bei der Vorbereitung wichtig ist, werden wir hier Stück für Stück erarbeiten.

Tipps zur praktischen Umsetzung

Um das Gelernte noch praktischer darzustellen und dir direkt etwas zur Umsetzung mitzugeben, habe ich dir diese möglichen Strategien zusammengestellt.

Meine Ressourcen-Liste

"Ressourcen sind Kraftquellen – wie die französische Wurzel des Wortes nahelegt, denn ‚Source' bedeutet ‚Quelle'. Es sind Quellen, aus denen man all das schöpfen kann, was man zur Gestaltung eines zufriedenstellenden, guten Lebens benötigt, was man sinnvollerweise braucht, um Probleme zu lösen oder mit Schwierigkeiten zurechtzukommen. Das können sehr verschiedenartige Bedingungen

sein, denn jeder Mensch ist anders, und jede Situation, jede Herausforderung und Lebensphase braucht andere Ressourcen. Natürlich können Freunde, Partner, die Eltern oder wichtige Menschen in der sozialen Umgebung solche Ressourcen sein, aber auch persönliche

Eigenschaften, Fähigkeiten, Kompetenzen. Auch das Aussehen oder die Ausstrahlung, die jemand hat, können Ressour-

cen sein. Sie können in der Bereitschaft und Fähigkeit zu besonderen Anstrengungen zum Ausdruck kommen, oder einfach in der Art, wie man eben ist.

Es können Hobbys sein oder wichtige Ziele im Leben, Überzeugungen, für die man eintritt, Ideen oder der Glaube, die Religion. Es können Vereine oder Gruppen sein, denen man angehört, aber auch materielle Dinge wie eine Wohnung, ein Haus, Geld oder ein Auto. Wenn die Gegenwart nicht so viel hergibt, können es auch Erinnerungen, Erfahrungen in der Vergangenheit sein oder aber Hoffnungen für die Zukunft. Sexualität ist für manche Menschen eine Kraftquelle oder auch die kleinen alltäglichen Eindrücke und Begegnungen." (Schiepek & Cremers, 2003, S.154f.)

Nimm dir nun ganz bewusst Zeit, dir deine persönliche Ressourcen-Liste zu erstellen. Denn je detaillierter und ausführlicher du sie JETZT gestaltest, desto mehr Nutzen bringt sie dir. Im Grunde lassen sich Ressourcen in die drei Kategorien "Äußere Ressourcen", "Soziale Ressourcen" und "Persönliche Ressourcen" unterteilen (von Wachter, Hendrischke, 2017). Hier hast du einen Überblick, welche Bereiche du dir anschauen und ausarbeiten kannst:

- Erinnerungen
- Einstellungen/Humor
- Fähigkeiten/Kompetenzen
- Visionen, Ziele, Ideen
- Entspannung
- Aussehen
- Interessen/Hobbys
- Freunde/Nachbarn
- Partner/Familienangehörige
- Hilfsnetzwerk wie Doula, Hebamme, Therapeuten, Ärzte
- Finanzielle Absicherung

- Gesundheit
- Arbeit
- Freizeit
- Natur

Schreibe dir zunächst auf, welche Ressourcen du zurzeit schon hast und nutzt (z. B. finanziell abgesichert, Hebamme, Betreuung für das Geschwisterkind, tägliche Entspannung usw.). Notiere ALLES, auch Dinge, die dir bisher als selbstverständlich erschienen.

Im nächsten Schritt schreibst du dir die Ressourcen auf, die du nun verstärkt nutzen oder wieder reaktivieren möchtest (z. B. Zeit für Entspannung, Paar-Massage, Doula, Bewegung).

1. Das läuft schon gut/ Diese Ressourcen nutze ich schon (schreibe gerne dazu, wie sich diese auf dich und dein Umfeld auswirken).
2. Meine Ressourcen, die ich aktivieren und nutzen werde (alles, was dir guttut und dir Freude bereitet).

Die Ressourcenaktivierung bewirkt, dass du schwierige Zeiten sehr viel leichter erleben wirst. Der Fokus auf deine Ressourcen bewirkt auch eine Veränderung im Gehirn: "Letztendlich führen die Änderung des Fokus auf Ressourcen und das aktive regelmäßige Einüben zu einer Verstärkung der synaptischen Übertragung und Bahnung neuronaler Ressourcen-Netzwerke." (von Wachter, Hendrischke, 2017)

Durch häufiges Wiederholen der Ressourcenaktivierung wird es dir immer leichter fallen, auf diese zurückzugreifen. Das geschieht auch dadurch, dass du durch ihre Wiederholung immer wieder die Erfahrung machst, wie gut sie dir tun (z. B. Sport machen, malen, etc.). Dein Erleben dieser Erfahrungen verändert auch deinen Fokus. Es wird dir immer leichter fallen, auf deine Ressourcen zu achten und diese einzusetzen. Du siehst: Es lohnt sich, diese Liste zu erstellen!

Dein Körper zwischen Nähe und Abgrenzung

Dein Körper ist der Ort, wo alles Alte standfand und gespeichert ist, in dem nun wieder dieses Wunder des Lebens passiert und der auch Teil der zukünftigen Geburtsreise sein wird. Alle Gefühle, die du im Moment parallel in dir spürst, von Freude, Wut, Angst, tiefen Fall und Höhenflug, vielleicht sogar Panik neben der absoluten Liebe. All das darf da sein! Es ist wichtig, dass du verstehst, dass du dich nicht für ein Gefühl entscheiden musst. Es ist nicht immer alles schwarz oder weiß. Die Schatten und Graustufen gestalten unser Leben; alles ist "inbetween". Übe, dich jetzt in deinem Körper wohlzufühlen. Übe Grenzen zu setzen und Nähe zuzulassen. Höre deinem Körper zu, er gibt dir Signale, was er braucht. Tue, was dir dein Körper zeigt. Sei gut zu dir, wenn dir das nicht immer so gelingt, wie du es gerne hättest. Es ist ein Weg, den du Schritt für Schritt in deinem ganz eigenen Tempo gehst.

Übung: Berührung und Nähe

Eine schöne Übung, die du mit deinem Partner/deiner Doula/deiner Hebamme oder einer anderen vertrauten Person machen kannst, ist, dass du dir Berührung und Nähe holst, aber ganz genau so, wie es sich für dich gut anfühlt.

Schritt 1: Äußere dein Bedürfnis nach Berührung/Nähe und fordere es ein. Es ist wichtig, seinen Bedürfnissen Ausdruck geben zu können.

Schritt 2: Beginne an einer für dich unbefangen Körperregion, wie etwa dem Rücken. Gib genaue Anleitung, was du dir von deinem Gegenüber wünschst. Vielleicht möchtest du einfach eine Hand auf deiner Schulter liegen haben, vielleicht magst du Streichungen oder eine bestimmte Art der Massage.

Schritt 3: Du bist in einem geschützten Rahmen. Nutze diesen Rahmen und übe dich darin, Grenzen zu setzen. Das bedeutet, du lässt die Massage oder Berührungen nicht einfach "über dich ergehen". Wenn du merkst, dass du dich mit dem Druck, der Art der Massage oder ähnlichem nicht wohlfühlst, dann melde das zurück, damit dein Gegenüber sich anpassen kann. Solltest du feststellen, dass du dich jedes Mal wie innerlich zurückziehst oder gar in eine Starre fällst, wäre das ein Anzeichen, dass du professionelle Hilfe in Anspruch nehmen solltest.

Es geht bei dieser Übung vor allem darum, dass du dich ganz in deinen Körper sinken lässt und hineinspürst, was er braucht, was gut für ihn ist und was nicht. Das kann jedes Mal etwas anderes sein und sich im Verlauf der Zeit verändern. Wenn dir die Übung zu zweit noch nicht behagt, kannst du sie auch erst einmal allein ausprobieren. Gönne dir selbst z. B. eine ausgiebige Fußmassage. Achtsam, langsam und sehr bewusst ausgeführt, führt dies ebenfalls zu einer schönen Körpererfahrung. Probiere es aus und tu es nur, wenn du es mit Freude tust!

Von Schuld und Scham

Eine Verarbeitung von schwierigen Geburten sollte im besten Falle zeitnah begonnen werden. Gerade wenn eine Folgeschwangerschaft eingetreten ist, kann die vorherige Geburtserfahrung wieder sehr präsent werden. Spätestens jetzt ist abzuwägen, wie belastend sich diese auf die Frau, ihr Kind und das ungeborene Baby auswirkt. Und natürlich auch auf die Paarbeziehung.

Gerade das Loslassen von Schuldgefühlen ist sehr heilsam und entlastend. Zu verstehen, dass man in diesem Moment das Bestmögliche gegeben hat und zu akzeptieren, dass der Weg des Kindes in diese Welt manchmal sehr speziell sein kann, nimmt die Last von den Schultern. Vielleicht ist dieser Schritt auch erst jetzt möglich. Denn Schuld und Scham sind die beiden schwierigsten Gefühlszustände für einen Menschen. Bei emotional belastenden Geburten spielen sie jedoch immer eine große Rolle. Das Schamgefühl haben Frauen oft schon durch den unsensiblen Umgang mit ihrer Intimsphäre während der Geburt. Viele erleben es als übergriffig, dass sie breitbeinig und nackt für alle sichtbar auf dem Geburtsbett liegen und es selbstverständlich ist, dass darauf keine Rücksicht genommen wird. Die oft angewendete Rückenlage übernimmt hier dann den Rest. Dadurch wird die Frau in eine auch psychisch untergeordnete Rolle gebracht, während die Ärzte oder Hebammen am Bett auf sie herabblicken und somit eine Machtposition bekommen. Dies führt zu großem Unbehagen oder gar Gefühlen des Ausgeliefertseins. Eine Begleitung der Gebärenden auf Augenhöhe ist immer angeraten. Das starke Gefühl der Scham kann auch ausgelöst werden durch zahlreiche vaginale Untersuchungen oder auch durch die Körperflüssigkeiten, die während des Geburtsvorgangs freigesetzt werden können. Um wirklich loslassen zu können, muss der Frau diese Schamgefühle genommen werden.

Die Schuldgefühle kommen dann dem Kind gegenüber, weil man es nicht "richtig" gebären konnte, nicht sofort in Mutterliebe zerschmolzen ist oder sogar negative Gedanken ihm gegenüber hatte, wie, dass es Schuld an dieser unerträglichen Situation trug. Oder auch, weil man es nicht stillen konnte, nach der Geburt von ihm getrennt war oder aus anderen Gründen nicht die Mutter sein konnte, die man gerne gewesen wäre.

Mit der erneuten Schwangerschaft können noch weitere Schuldgefühle dazu kommen. Denn dieses Mal bereitet sich das Paar so auf die Geburt vor, dass sie eine völlig andere Geburt erleben werden. Da ist es naheliegend, dass sich die Frau erst einmal die Frage stellt, ob sie das denn darf. Immerhin konnte sie dies mit ihrem vorherigen Kind nicht so erleben, obwohl sie es sich doch sehr gewünscht hatte. Ist es nicht unfair, wenn sie mit dem Geschwisterchen eine TRAUMgeburt erleben würde? Gerade wenn die Mutter-Kind-Bindung zum großen Kind – und wenn auch nur ganz am Anfang – unter der Geburtserfahrung gelitten hat, ist die Sorge groß, dass das erste Kind etwas zu wenig bekommen hat.

Auch heutzutage ist es ein Tabuthema, wenn die Mutterliebe nicht von Anfang an zu spüren war. Hier ist es wichtig zu verstehen, warum das so war. Denn es liegt nicht daran, dass die Frauen ihr Baby wirklich nicht haben oder lieben wollen. Nach traumatischen Geburten sind sie im ersten Moment schier nicht in der Lage dazu, weil sie zu überwältigt von der Erfahrung sind und diese zunächst verarbeiten müssen. Sehr anschaulich fand ich dazu die Geschichte vom Schaf, die uns Michel Odent in der Doula-Ausbildung erzählte. Bei einem Schaf ist es so: Wenn eine Schafs-Mama ihr Lämmchen per Kaiserschnitt mit Vollnarkose auf die Welt bringt, erkennt diese nach der Geburt ihr Baby nicht als ihr eigenes. Sie wird es weder versorgen noch als ihr Kind annehmen. Das Lamm würde also nicht überleben. Wir Menschen sind etwas schlauer und wir wissen, auch wenn wir die Geburt nicht bis zum Ende aktiv miterlebt haben, "dies ist wohl mein Baby und ich muss es versorgen, damit es überlebt". Das passiert zunächst häufig über den Kopf und nicht über das Gefühl. Das heißt jedoch nicht, dass sich das Gefühl niemals einstellt. Es braucht vielleicht eine Weile, bis die Frau das fühlen kann, was sie denkt: "Ich bin die Mutter dieses kleinen, hilflosen Wesens". Dann kann auch die Liebe wieder mit jedem Tag wachsen. Verglichen werden kann dies in etwa mit dem Tag, an dem man seinen Partner kennengelernt hat. Bei manchen ist es Liebe auf den ersten Blick. Andere konnten sich vielleicht nicht einmal besonders gut leiden und wieder andere waren lange beste Freunde, bis sich auf einmal irgendetwas verändert hat und die Liebe so groß wurde, dass sie auf eine andere Ebene der Beziehung wuchs. Keine Liebe davon ist schlechter oder besser als die andere. Jede hat eine einzigartige Geschichte.

Du bist keine schlechte Mutter gewesen, wenn du nach der schwierigen Geburtserfahrung Zeit gebraucht hast, das Erlebte zu verarbeiten. Im Gegenteil, es ist eine sehr gesunde Reaktion. Denn erst, als du wieder mehr bei dir angekommen bist, warst du in der Lage, dich auf diesen neuen kleinen Menschen in deinem Leben einzulassen. Der Prozess ist bei jeder Mama unterschiedlich. Je nachdem wie viele Ressourcen nach der Geburt zur Erholung und Aufarbeitung zur Verfügung standen, desto schneller oder langsamer konnte der Prozess voranschreiten. Wichtige Aspekte sind hier das unterstützende Netzwerk von Partner, Familie, Hebamme und Ärzten. Wenn die Belastung der Frau rechtzeitig erkannt wird und es Raum für die schwierigen Gefühle gibt, gelingt es der Frau sehr viel leichter, diese zu integrieren. Ansonsten können die Gefühle von Schuld und Scham sich bis ins hier und jetzt negativ auf die Beziehung zum Kind und auch zum Partner auswirken. Denn wie immer hängt alles zusammen. Wenn ich meinem Körper gegenüber starke Scham empfinde, sodass ich den Kontakt zum eigenen Körper und schon gar nicht den mit anderen Menschen ertragen kann, leidet auch die Paarbeziehung darunter. So führt das Schamgefühl wiederum zu Problemen in der Sexualität.

Eine folgende Geburt kann natürlich insofern versöhnlich wirken, da sie ganz anders als die Geburt davor verläuft und ein weiterer, neuer, toller Mensch zu der Familie hinzukommt. Für dein größeres Kind ist es ebenfalls gut, dass es miterleben kann, dass Geburt auch anders verlaufen kann. Die meisten Kinder finden das Thema Geburt unglaublich spannend. Ihr könnt also die Schwangerschaft und anstehende Geburt nutzen, um gemeinsam schöne Bücher zu diesem Thema zu lesen und das Geburtsgespräch zu führen. Diese Kombination von Selbstvergebung, ins Gespräch mit dem Kind gehen und es anschließend in die Vorbereitung auf das Wunder der anstehenden Geburt mit einzubeziehen, kann sich sehr positiv auf dein Kind auswirken. Es darf über das Geschwisterchen alles noch einmal miterleben. Schwangerschaft, Geburt, Stillen und all diese Dinge. Lass es gerne so intensiv wie möglich teilhaben. Die meisten Kinder zeigen ihr Interesse schon ganz von selbst, indem sie viele Fragen stellen und viel Mama-Zeit einfordern. Du kannst einfach auf das eingehen, was von deinem Kind kommt. Wenn du merkst, dass du traurig wirst bei einem Thema, weil du es mit deinem großen Kind ganz anders erleben musstest, dann darfst du das auch ansprechen. Dein Kind merkt es ohnehin. Du könntest in diesem Fall erklären, dass du es beispielsweise auch gerne gestillt hättest, es damals aber leider nicht funktioniert hat. Dass du zwar die Flasche gegeben, dir aber immer viel Zeit zum Kuscheln genommen hast und die Fläschchen-Zeit auch immer Kuschelzeit war, die du sehr genossen hast. Wichtig ist, dass dein Kind die Liebe in deinen Worten spürt und das wird es, sobald du echt und authentisch bist. Auch kleine Kinder sind hierfür schon sehr sensibel und aufnahmefähig.

Übung: Wenn das Gefühl wiederkommt

Falls du noch heute diese Gefühle hochkommen spürst, wenn du an deine Geburt denkst, dann tust du ab jetzt Folgendes: Schüttle die Gefühle aus deinem Körper. Stell dich dafür hin und schüttle sie wirklich ab. Aus deinem gesamten Körper heraus. Dabei spreche folgende Gedanken (innerlich oder laut ausgesprochen):

- Ich habe mein Bestmögliches getan!
- Mein Körper hat getan, was er konnte!
- Ich bin unheimlich kraftvoll, nur deshalb habe ich "überlebt"! Ich danke mir dafür!
- Dieses Mal darf alles ganz anders werden!

Die Dankbarkeit spürst du vor allem in deiner Gebärmutter. Denn sie ist der Ort des Wunders und deine Kraftquelle zugleich. Stell dich mit beiden Beinen sicher auf den Boden. Nimm deine Hände und lege sie an die Stelle auf deinem Bauch, an der sich deine Gebärmutter befindet. Schließe, wenn du magst, die Augen und spüre WIRKLICH die große Dankbarkeit für das, was du bisher geschafft hast! Dafür, dass du heute da bist, wo du bist. Lächle und sei gut zu dir selbst.

Gedanken-Exkurs: Die Geburt prägt unser Leben

Es liest sich so leicht und doch ruft es oft schwermütige Gefühle in uns auf. Was soll das bedeuten, die Geburt prägt unser Leben? Gerade wir Mütter versuchen herauszufinden, ob

54

wir es vermasselt haben. Ob wir mit der Geburt vielleicht die Grundlage unseres Kindes zerstört haben, ob wir etwas falsch gemacht haben, ... Sofort aufhören!

Denn ja, die Geburt prägt unser Leben, doch alles was vorher war und nachher kommt prägt unser Leben ebenfalls. Und das nicht nur im negativen Sinne. Die Geburt kann für das Baby eine positive oder negative Erfahrung sein, so wie für die Mutter auch. Klar ist, dass es kaum ein vergleichbares Erlebnis gibt, außer vielleicht unseren Tod.

So bin ich! Die Geburt als Teil der Lebensgeschichte

Natürlich macht es einen Unterschied, wie ein Kind geboren wurde. War es eine natürliche Geburt ohne Komplikationen und Interventionen oder eine Geburt unter PDA? Und zum Schluss gibt es natürlich auch noch ein Drittel Kaiserschnitt-Kinder. Eindeutig viel mehr, als dass es sich durch medizinische Indikatoren erklären ließe. Was dieser Eingriff mit den Kindern und mit unserer Gesellschaft macht, beginnen wir jetzt erst zu begreifen. Eine Erkenntnis aus der Forschung ist, dass die Gehirnreifung bei geplanten Kaiserschnitten um die 38. SSW noch nicht abgeschlossen ist, was natürlich nicht absehbare Spätfolgen haben kann. Es wird hier auch kein Oxytocin ausgeschüttet, das Liebeshormon, was zu einer tiefen Bindung zwischen Mutter und Kind führt.

Ich bin kein großer Vertreter von „Wenn-Dann-Prophezeiungen", wie „wenn das Kind per Kaiserschnitt geboren wurde, dann entwickelt es später das Problem XY". Doch es gibt gute Ansätze, die zeigen, dass einige (wie immer nie alle) Kinder mit Kaiserschnitt-Erfahrung in ihrem Urvertrauen erschüttert sind und sich vor größeren Hürden schwertun. Es fehlt ihnen die Erfahrung, sich durchzukämpfen, es selbst geschafft zu haben!

Natürlich spielen dabei auch die Resilienzfaktoren des Kindes (also wie gut es mit dem Erlebten umgehen kann) und das soziale Umfeld eine große Rolle. Bekommt das Kind ebenfalls die Möglichkeit, seine Geburtserfahrung aufarbeiten zu können?

So können wir zugleich auf unsere eigene Geburt schauen, denn auch wir sind auf die ein oder andere Art auf diese Welt gekommen. Wie hat uns dieses Erlebnis geprägt? Können wir Zusammenhänge zu unseren Persönlichkeits- oder Verhaltensmustern finden? Das sind dann natürlich Einzelfall-Studien, die sich nicht verallgemeinern lassen. Doch können sie uns eine Tendenz zeigen und individuelle Aufklärung bringen.

Anleitung: Das Geburtsgespräch

Sowohl für dich (u. a. zum Loslassen der Schuldgefühle) als auch für dein Kind ist zur Aufarbeitung das Geburtsgespräch sehr wirkungsvoll. Es wird z. B. in der Emotionellen Ersten Hilfe direkt nach der Geburt angewendet, wie auch zu späteren Zeitpunkten, beispielsweise bei der therapeutischen Arbeit mit älteren Kindern. Brigitte Meißner hat ebenfalls eine Vorlage hierfür erarbeitet. Du kannst das Gespräch mit dieser Anregung selbst gestalten. Auch ich habe dir einige Sätze und Gedanken zusammengestellt, die sich auf verschiedene Geburtsmodi und als problematisch empfundene Situationen beziehen. Dabei habe ich Erkenntnisse aus der Prä-und Perinatalpsychologie mit einbezogen. Trotzdem MUSS keines der geschilderten Ereignisse für dich oder dein Kind traumatisch geendet sein. Manches Geburtsgeschehen ist zwar dramatisch und schwer und trotzdem gut zu bewältigen. Du kannst am besten einschätzen, ob dein Kind noch an seiner Geburt zu knabbern hat. Doch das Geburtsgespräch kann in jedem Fall zu Erleichterung führen, weil oft endlich das angesprochen wird, was die Kinder schon lange gefühlt haben und manchmal nicht zuordnen können. Das Aussprechen an sich hilft ihnen zu verstehen, was in ihnen vorgeht.

Es geht in dem Gespräch vor allem darum, offen über dein Geburtserleben zu sprechen, über deine Gefühle sowie die Umstände der Geburt und das in einer altersgerechten Art und Weise.

Nimm dir Zeit für dieses Gespräch. Lass dein Kind ruhig den Dingen nachgehen, die es gerade tun möchte, während es dir zuhört. Biete eine Kuschel-Einheit an, aber ohne Zwang. Manche Kinder malen dabei, spielen und erwecken dadurch den Eindruck, als würden sie nicht aufmerksam zuhören. Bei genauem Hinsehen ist zu beobachten (so kenne ich das aus dem therapeutischen Setting), wie sich das Spiel auf die Erzählung anpasst. Bei kleinen Kindern ist zu überlegen, ob sich ein ruhiger Moment wie das Stillen dafür anbietet.

Kündige deinem Kind als allererstes dein Vorhaben an. Du kannst es in deinen Worten formulieren. Ein Vorschlag: "Ich möchte heute mit dir etwas besprechen, was ich schon lange tun wollte. Lass uns einen Moment Zeit für uns nehmen und über den Tag sprechen, als du geboren wurdest. Das war ein ganz besonderer Tag und ich weiß, dass manches, was du und ich an diesem Tag erlebt haben, weniger angenehm und harmonisch war. Es gab viele schwierige Momente und wir hatten ganz schön zu arbeiten." Jetzt erzählst du von dem Tag der Geburt. Du erzählst von allen Hürden, die ihr nehmen musstet, und berichtest von deinen Gefühlen.

Bei einer **eingeleiteten Geburt** kannst du Folgendes in dein Gespräch mit aufnehmen: "Der Start war sehr schwierig für uns. Durch die künstliche Einleitung der Geburt kann es sein, dass es sich für dich so angefühlt hatte, als wärest du rausgeworfen worden. Dabei haben wir uns wirklich sehr auf dich gefreut. Die Einleitung wurde gemacht, weil…." Wenn du das Gefühl hast, dass die Einleitung eigentlich nicht gut begründet oder gar unnötig war, dann formuliere auch hierzu deine Gedanken, beispielsweise so: "Wir hätten dir noch etwas mehr Zeit geben müssen, es tut mir leid, dass das nicht möglich war".

Bei einer **Geburt mit PDA** wäre folgender Aspekt erwähnenswert: "Vielleicht hattest du zwischendurch das Gefühl allein zu sein. Es war auch so, dass mich eine Zeit lang die Schmerzen so beansprucht haben, dass ich mich nicht mehr gut in meinem Körper befand."

Bei einem **Kaiserschnitt** könnte folgendes Gefühl angesprochen werden: "Es ging dir vielleicht alles viel zu schnell. Mir selbst ging es auch zu schnell. Du wolltest deinen Weg allein schaffen und bis zum Ende gehen und das konntest du

58

nicht. Ich hatte Angst, als ich auf dem OP-Tisch lag. Darum war ich auch noch so abwesend, als du schon geboren warst. Ich wusste, dass es dir bei Papa gut geht".

Hinweis: Wenn du spezielle Fragen zur Geburt nach Kaiserschnitt hast, dann empfehle ich dir das Buch von Ute Taschner und Kathrin Scheck "Meine Wunschgeburt". Hier findest du auch alle medizinischen Fakten zu dem Thema, damit du selbstbestimmt und gut informiert deine nächste Geburt erleben kannst.

Bei einer **Zangen-/Saugglockengeburt** könnten dir diese Sätze helfen: "Du wurdest am Ende mit Hilfe der Zange/Saugglocke herausgezogen. Das war sicher nicht angenehm, für mich war es auch schwer auszuhalten. Das musste gemacht werden, weil... Ich kann es also gut verstehen, wenn du am Kopf manchmal noch empfindlich bist."

Bei einer **frühen Trennung von der Mutter** nach der Geburt solltest du auch das speziell erwähnen, da dies ebenfalls für die Babys ein schwieriger Moment ist: "Weil.... konntest du leider nach der Geburt nicht direkt zu mir. Es war sehr schlimm für mich, dich nicht sofort in meinen Armen halten zu können. Für dich war es sicher auch schwer. Ich war so froh, als ich dich endlich halten konnte. Und ich kann gut verstehen, wenn du jetzt viel Zeit mit mir verbringen willst und manchmal Angst hast, mich gehen zu lassen. Doch ich werde immer wiederkommen und immer da sein, wenn du mich wirklich brauchst."

Diese Sätze dienen lediglich als Anregung und zeigen jeweils nur einen kleinen Aspekt der Geburt. Es gehören noch viel mehr Erfahrungen, Gefühle und Geschehnisse dazu. Welche das genau sind, weißt du selbst am besten.

Wichtig ist, dass du das Gespräch mit einer positiven, hoffnungsvollen Aussage beendest. Dafür kannst du erzählen, wie toll ihr alles bis hierhin zusammen gemeistert habt. Erzähle von all dem Guten, das bisher gelungen und passiert ist. Versichere deinem Kind, dass du auf euch beide aufpasst, damit ihr so etwas nicht mehr erleben müsst.

"Jetzt bin ich hier. Ich passe auf dich auf und werde immer für dich da sein. Ich unterstütze dich und sorge auch für mich, dass es mir gut geht. Du musst dich nicht um mich sorgen. Ich liebe dich ganz genauso wie du bist."

Und wenn dein Kind bereits von der **neuen Schwangerschaft** weiß, kannst du dies mit einbauen: "Jetzt bin ich wieder schwanger und muss ganz oft daran denken, wie schön es war, als du in meinem Bauch warst. Ich bin so froh, dass du zu uns gekommen bist! Ich freue mich schon auf dein Geschwisterchen und werde für euch beide da sein. Es wird wundervoll werden, euch beide zusammen aufwachsen zu sehen".

Falls es viele **Schwangerschaftskomplikationen** gab, passt du das im Gespräch dementsprechend für dich mit an. Als Beispiel: "In deiner Schwangerschaft hatte ich oft Sorgen und manchmal auch ein bisschen Angst. Vielleicht hast du das dann auch gefühlt. Daher bin ich so dankbar, dass du gesund auf diese Welt gekommen bist. Und jetzt können wir gemeinsam die Schwangerschaft von deinem Geschwisterchen erleben. Das wird eine sehr schöne Zeit für uns alle!".

Es ist mir eine große Freude, dir hier eine weitere Möglichkeit vorzustellen, dein Geburtserlebnis zu verarbeiten. In dem Gastbeitrag von Hannah Elsche bekommst du einen Einblick in ihre Arbeit als tiefenpsychologische Kunsttherapeutin. Vielleicht macht es dich neugierig auf kreative Weise deine Themen zu bearbeiten?

Außerdem erwartet dich passend zu diesem Kapitel ein Beitrag von der lieben Daniela Sinsel, die aus ihrer Sicht als Ärztin das Thema Geburtstrauma aufgreift. Aus ihren Schilderungen wird deutlich, wie wichtig eine Aufarbeitung auch im Hinblick auf die nächste Geburt ist. Beide Beiträge findest du im Kapitel „Expertinnen-Artikel".

VORBEREITEN

Geburtsvorbereitung für deine TRAUMgeburt

W enn du die Phase der Rückschau und Integration abgeschlossen hast, widmen wir uns als nächstes dem, was im hier und jetzt ist. Du bist schwanger und das ist Wunder-voll! Auch, wenn die Verarbeitung der vorangegangenen Geburt Stück für Stück über die Schwangerschaft hinweg stattfindet, werden wir nun den Fokus auf die Vorbereitung zur Geburt legen. Die Integration ist dabei natürlich ein wichtiger Schritt. Du wirst lernen, wie du dich ganzheitlich und ganz praktisch auf die Geburt vorbereitest. Denn, ein herkömmlicher Geburtsvorbereitungskurs wird dir in deiner Situation wenig hilfreich sein. Hier werden die vorangegangenen Geburten nicht bearbeitet und in der Regel wird auch nicht auf deine speziellen Ängste und Glaubenssätze eingegangen, die sich durch deine Erfahrung bei dir gebildet haben.

Geburt ist mentale Arbeit - mit dem richtigen Mindset!

Gerade für dich, aber auch für jede andere Schwangere ist die mentale Geburtsvorbereitung einer der wichtigsten Bestandteile. Es ist ein altes Wissen, das sich viele alternative Geburtsvorbereitungskurse zunutze machen. Das Prinzip dahinter ist simpel: Der Körper folgt dem Geist. Wird dieses Gesetz beachtet, wird deutlich, warum es für die Geburtsvorbereitung so wirkungsvoll ist, wenn man an seinem Geist, seinen Gedanken und Einstellungen arbeitet. Dir fallen bestimmt selbst Beispiele ein, wo dieses Gesetz sichtbar wird. Hier ein paar Anregungen:

- Manche Menschen bekommen rote Flecken im Gesicht und am Hals, wenn sie vor vielen anderen Menschen reden müssen. Dies erinnert an die Anzeichen bei Lampenfieber. Sie können es nicht beeinflussen, selbst wenn sie wollten.

- Wenn wir einen richtig spannenden Film schauen oder ein Buch lesen, dann baut sich die Spannung auch in unserem Körper auf. Wir schütten sogar Adrenalin (ein Stresshormon!) aus. Warum wir das tun? Wir tun es in dem Wissen darüber, dass am Ende des Films eine Auflösung stattfindet und die Entspannung, die sich dann im Körper ausbreitet, fühlt sich richtig gut an.

- Der erwiesene Placebo-Effekt, der sich oft einstellen kann, wenn eine Person an die Wirkung des Medikaments glaubt, das sie bekommen hat. Dieser lässt sich gut in einer Studie nachweisen, in der die eine Hälfte tatsächlich ein "Heilmittel" erhält und die andere Hälfte nur eine bunte Zuckerpille bekommt. Die Ergebnisse sind teilweise erstaunlich!

- Jetzt denk einmal an die wundervolle Liebesnacht, in der euer Baby entstanden ist! Genau, auch sexuelle Erregung beginnt meistens erst im Kopf. Wenn ich gerade den Kopf "nicht frei" habe, dann fällt es mir auch schwer, in Stimmung zu kommen. Der Körper folgt dem Geist. Sex ohne Lust macht kaum so viel Spaß und ein Höhepunkt ist auch nicht zu erwarten. Das, obwohl die mechanische Stimulation so stattfindet wie immer...

- Zum Schluss noch das bekannte Beispiel mit der Zitrone. Wenn du dir nur einen kleinen Moment Zeit nimmst und dir ganz fest vorstellst, wie du eine Zitrone aufschneidest, an ihr riechst, ihr Saft über deine Finger fließt und dann in die Frucht reinbeißt... Na, was ist passiert? Selbst beim Schreiben, zieht sich in meinem Mund alles zusammen und ich habe Speichel produziert. Mein Gehirn reagiert so, als hätte ich wirklich in die Zitrone gebissen und sendet die entsprechenden "Befehle" aus.

Und was fällt dir noch ein? Schreibe gerne ein paar weitere Beispiele auf oder beobachte mal, ob du noch weitere in deinem Alltag entdeckst.

Der Reality-Loop von Alexander Hartmann

Alexander Hartmann ist einer der erfolgreichsten Hypnotiseure und Hypnose-Ausbilder Europas. Er ist Experte für das Unterbewusstsein. In seinem Spiegel-Bestseller "Mit dem Elefant durch die Wand" erklärt er anhand des Reality-Loops, wie wir unsere subjektive Realität (denn die ist immer subjektiv) herstellen. In diesem Modell wird unsere Realität in vier Boxen eingeteilt, die zusammengenommen das bilden, was wir als wahr annehmen. Dies passiert, indem sie sich in einem Kreislauf befeuern.

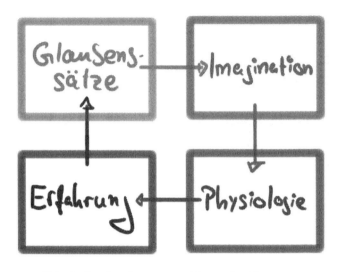

Abb. 1, Reality Loop von Alexander Hartmann

In der Box oben rechts steht die "Imagination". Damit ist unsere Vorstellungskraft gemeint, genauer gesagt unsere inneren Bilder und Gedanken. Diese Box beeinflusst die Box unter ihr (unten rechts), die "Physiologie". Unser Körper reagiert auf das, was wir uns vorstellen, so wie ich es soeben oben mit Beispielen beschrieben habe. Aus diesem Erleben resultiert die Box unten links, die "Erfahrungen". Wir machen täglich die verschiedensten Erfahrungen in den unterschiedlichsten Bereichen. Deine letzte Geburt ist auch eine Erfahrung. Diese Erfahrungen bauen schließlich auf die letzte Box oben links auf: den "Glaubenssätzen". Sie sind unsere inneren Überzeugungen, die wir durch eigene Erfahrungen und unbewusste Übernahmen aus unserem Umfeld über die Welt und uns selbst haben.

Diese Überzeugungen wirken wiederum auf unsere "Imagination", womit der Kreislauf erneut beginnt.[5]

Das Modell ist sehr hilfreich, weil es gut veranschaulicht, wie unsere Gedanken und Erfahrungen unsere Realität beeinflussen. Der Körper spielt dabei eine sehr wichtige Rolle. Du siehst, auf welchen Ebenen du ansetzen kannst, um dich auf eine positive Geburtserfahrung zu Programmieren. Denn dieser Kreislauf funktioniert nicht nur in die negative Richtung, sondern natürlich auch in die positive. In den folgenden Kapiteln werde ich dir Schritt für Schritt zeigen, was du tun kannst, um dein Unterbewusstsein für die nächste Geburt in den einzelnen Kästchen so zu programmieren, dass du auf allen Ebenen deine TRAUMgeburt zu deiner Wahrheit werden lassen kannst. Du lernst Visualisierungstechniken kennen, mit deren Hilfe du dein Unterbewusstsein mit positiven Bildern zur Geburt füttern kannst. Dabei decken wir auch deine negativen Glaubenssätze auf, damit dich diese nicht weiter blockieren. Mit bestimmten Entspannungstechniken lernst du, deinen Körper in einen entspannten Geburtsmodus zu geleiten und durch all diese Übungen wirst du immer mehr positive Erfahrungen deiner Selbstwirksamkeit machen und hast damit jedes der genannten Kästchen zu deinem Vorteil "umprogrammiert". Fangen wir an!

Arbeit mit Visualisierungstechniken: Deine TRAUMgeburt beginnt im Kopf!

Dein Gehirn unterscheidet nicht zwischen intensiver Vorstellung und Realität!

---

[5] Wenn du den Reality-Loop in Action erleben und sehen wie Alexander diesen hypnothisch verwendet und dann bis ins Detail erklärt, dann empfehle ich dir diesen 20-minütigen Vortrag: https://link.geburtspsychologie.de/1PNn

Alles, was in deinem Kopf passiert, ist die Realität deines Gehirns. So können (meist) unbegründete Ängste wie z. B. die Fahrt in einem Aufzug zu sehr realen Panikattacken führen. Der Körper reagiert dabei wie in einer Notsituation: Der Herzschlag beschleunigt sich so schnell, dass es sich anfühlt, als würde es zerspringen, die Atmung wird flach und schnell und die betroffene Person bekommt nicht genügend Sauerstoff. Das führt wiederum zu einem Anstieg der Angst und verschlimmert die Symptome. Dieses Wissen kann allerdings ebenso für positive Effekte genutzt werden.

So machen es uns die großen und erfolgreichen Persönlichkeiten wie auch die Profisportler, schon lange vor: "Fake it till you make it" ist ihr Motto. Das bedeutet, dass du dir deinen Erfolg erst vorstellen (also ‚faken') sollst, bevor du ihn auch erreichen kannst. Lebe wie ein Millionär, damit du auch einer werden kannst, wäre vielleicht eine übertriebene Version davon. Doch im Kleinen ist es auch schon so. Du musst wie ein Unternehmer denken, um einer zu sein oder werden zu können. Wenn du immer fest davon überzeugt bist, dass du es ohnehin nicht schaffen kannst, dann wirst du dich auch immer darin bestätigen. Jeder ernsthafte Sportler weiß, dass dich nicht nur das körperliche Training zum Ziel führt, sondern ebenfalls das mentale Training. Hier gilt dasselbe: Wenn du nicht an einen Sieg glaubst, dann kannst du ihn auch nicht erringen. Und daher arbeiten auch Sportler häufig mit Mentaltechniken, wie mit der Visualisierung: Sie stellen sich den Moment des Erfolgs so intensiv vor, als hätten sie schon gewonnen, als wären sie gerade eben als Erster über die Ziellinie gelaufen. Sie spüren die Erleichterung, die warme Welle der Freude durch ihren Körper. Sie sehen das jubelnde Publikum, hören die guten Zurufe und fühlen, wie ihre Brust voller Stolz anschwillt. Umso detaillierter und genauer sie sich diesen Moment vorstellen und fühlen, desto realer wird er für ihr Gehirn. *Fake it, till you make it!*

Bei der "Benutzung" deines Unterbewusstseins gibt es noch etwas, dass du wissen solltest: Achte auf die Qualität deiner Fragen. Unser Unterbewusstsein ist darauf ausgelegt, jede Frage, die wir ihm stellen, auch zu beantworten. Daher ist es wichtig einmal ganz genau zu beobachten, was wir von uns denken. Denn dieses Wissen lässt sich natürlich wunderbar für die Geburt anwenden. Du weißt bereits, dass dein Unterbewusstsein deine Geburt mitgestaltet. Wenn dort abgespeichert wurde "Geburt ist schrecklich, gefährlich und schmerzhaft", dann wirst du wenig Chancen haben, mit Vorfreude in die Geburt zu starten. In deinem speziellen Fall ist es auch noch so, dass du nicht nur mit deiner früheren Geburtserfahrung einen ganzen Satz negativer Glaubenssätze mitbekommen hast, sondern das Ereignis ist, wie weiter oben beschrieben, auch körperlich erlebt und abgespeichert worden. Du hast dir den *Worst Case* nicht nur vorgestellt, sondern du hast ihn schon einmal tatsächlich erlebt! Daher ist für dich die mentale Arbeit so unglaublich wichtig. Das Schöne ist, dass sie funktioniert. Viele Frauen (ob Erst- oder Mehrfachgebärende) arbeiten mit diesen Techniken und können bestätigen, wie wirkungsvoll sie sind. Das kannst du auch in den Erfahrungsberichten lesen. Also nur Mut! Ich führe dich jetzt Schritt für Schritt hindurch.

Visualisiere deine TRAUMgeburt

Den ersten Schritt, den ich dir näherbringen möchte, ist die beschriebene Visualisierungstechnik. Für die Geburt bedeutet das ganz praktisch, dass du anfangen solltest, dir vor deinem inneren Auge deine TRAUMgeburt zu gestalten. Es gibt verschiedene Möglichkeiten, wie du das machen kannst. Doch damit sich die Bilder, Gefühle und Emotionen dazu tief einnisten können, brauchst du einen Moment der Ruhe, damit du deinen Geist wirklich nur darauf fokussieren kannst. Am Anfang kann dies etwas Übung brauchen, doch du wirst bald merken, dass es dir mit jedem Mal leichter gelingt. Denn mentales Training heißt nicht umsonst TRAINING. Umso öfter es angewendet und geübt wird, desto leichter gelingt es. Wenn du schon Vorerfahrungen aus dem HypnoBirthing oder mit Meditationen hast, kann es dir leichter fallen. Aber auch wenn du der Typ bist, der sagt "ich bin der totale Kopfmensch und Entspannungsübungen fallen mir immer schwer", kann ich dich beruhigen. Die Erfahrung zeigt, dass diese Techniken von allen „Frauentypen" gleich gut gelernt werden können. Gerade die kopflastigen Frauen, die gerne die Kontrolle behalten und super im Strukturieren und Planen sind, werden hier einen großen Nutzen mitnehmen. Denn bei der Geburt heißt es dann Loslassen, Kontrolle abgeben und mit den Wellen reiten. Dies wird dir durch diese Übungen sehr viel leichter fallen.

Hier eine Check-Liste, was du bei deiner Visualisierungsübung beachten solltest:

- Finde heraus, ob du lieber mit offenen oder geschlossenen Augen visualisierst. Dafür musst du beide Varianten einmal ausprobieren. Mir persönlich gelingt es beispielsweise nicht gut mit offenen Augen zu visualisieren. Am leichtesten fällt es mir im Liegen mit geschlossenen Augen. Aber das absolut Geschmacksache und kann nur durch Ausprobieren herausgefunden werden.

Vielleicht ist für dich beides angenehm und kann kombiniert angewendet werden.

- Eine bequeme Position, bei der du deinen Körper nicht anspannen musst, ist von großem Vorteil. Das kann in einer offenen Haltung im Schneidersitz auf dem Boden sein, halb aufrecht liegend auf dem Sofa oder mit beiden Beinen auf dem Boden in einem bequemen Sessel. Es gibt mittlerweile tolle Bodenkissen.

- Wenn du einen Geburtsaltar hast, dann kann auch dies dein Trainingsort sein. Hier kannst du dir zur Unterstützung eine Kerze und/oder einen Duft anmachen, die dich dann nach ein paar Trainingseinheiten schon auf Entspannung und Visualisierung einstimmen. Es erleichtert die Konditionierung von Wohlgefühl und Entspannung im Zusammenhang mit den Gedanken an die Geburt. Die Atmosphäre spielt demnach eine wichtige Rolle, damit negative Gefühle und Gedanken möglichst nicht aufkommen oder zumindest nicht so eine starke Macht bekommen.

- Zu Beginn beobachtest du für einen Moment deinen Atem. Mittlerweile weißt du, wie wichtig dein Atem ist und wie er sich auf dein Wohlbefinden auswirkt. Lass ihn langsam tiefer und ruhiger werden.

- Jetzt machst du eine Reise durch deinen Körper. Dabei gehst du immer von oben nach unten. Beginne mit deinem Kopf und ende bei deinen Füßen. Lass ganz gezielt jedes Körperteil los und komm immer mehr zur Ruhe.

- In dieser tiefen Entspannung visualisierst du nun deine Gedanken zu der Geburt, die du bald erleben darfst. Beginne vor deinem inneren Auge deine TRAUMgeburt zu gestalten. Auch, wenn dir dies vielleicht zu Beginn noch nicht leichtfällt, wirst du mit jeder Wiederholung feststellen, dass es einfacher wird. Sollten doch die negativen Bilder aus deiner vorherigen Geburtserfahrung auftauchen, pack sie in einen Luftballon oder eine

Wolke und lass sie fliegen. Nutze die Audiodatei aus dem Bonus-Kurs!

Stell dir vor, wie deine Geburt beginnt. Überlege dir ganz genau, was du in diesem Moment fühlen, denken, hören etc. möchtest. So gehst du innerlich deine komplette Geburtserfahrung durch, bis zu dem Höhepunkt, wenn du dein Baby in deinen Armen hältst. Schreibe deine Wunschgeburt nun nieder. Je detaillierter du sie schilderst, desto leichter fällt dir die Übung, um deine TRAUMgeburt tief zu manifestieren. Jetzt viel Spaß beim Träumen! Bedenke dabei: die Grenzen, die du dir selbst setzt, sind am schwierigsten zu überwinden. Also trau dich: Träume groß!

1. Meine TRAUMgeburt startet so (und dabei empfinde ich die folgenden Gefühle, körperlichen Reaktionen etc.):
2. Der Ort, wo meine TRAUMgeburt stattfindet, sieht so aus und ist so eingerichtet:
3. Während der Geburt empfinde ich bei jeder Welle folgendes (z. B. Druck, Ziehen, nichts, Lust, etc.):
4. Die Geburt ist fast vollendet. Ich fühle mich:
5. So sieht es zum Abschluss der Geburt aus (Wer ist dabei? Wo bin ich? Was fühle? Was denke ich? etc.):
6. Das Kind liegt in meinen Armen. Das sind meine Gefühle und Gedanken. Das spüre ich in meinem Körper:

Negative Glaubenssätze aufspüren und lösen

Bei der mentalen Geburtsvorbereitung ist das Aufspüren und Auflösen negativer Glaubenssätze essenziell. Gerade für dich ist dieser Teil sehr wichtig, da du schon erlebt hast, was während einer Geburt alles schiefgehen kann.

Mit der Veränderung im Innen, erschaffen wir die Veränderung im Außen!

Glaubenssätze sind Gedanken, einfache Sätze, vermeintliche Wahrheiten, die wir in uns tragen. Nicht alle davon sind uns bewusst, formen aber durchaus unser Weltbild, unser Handeln, unsere Ansichten über bestimmte Dinge. Es sind Geschichten, die wir uns selbst erzählen oder von anderen erzählt bekommen und als wahr akzeptieren. Sie laufen automatisch in uns ab. Diese inneren Überzeugungen können wir von unserer Umwelt übernehmen oder durch eigene Erfahrungen erlangen. So hat sich bei dir möglicherweise die Überzeugung festgesetzt, dass Geburten schmerzhaft, gefährlich, schwer usw. sind. Diese Glaubenssätze blockieren und führen zu sehr viel Angst vor der Geburt. Natürlich gibt es auch positive Glaubenssätze, die uns stärken. Da wir 60.000 bis 80.000 Gedanken jeden Tag denken, ist es verständlich, dass die meisten unbewusst ablaufen. Eine Übung zum Bewusstmachen dieser ist, dass du dir zu bestimmten Zeiten am Tag alles aufschreibst, was du in diesem Moment denkst. Du könntest dir dafür einen Wecker in deinem Handy einstellen. Immer wenn er klingelt schaust du, was du gerade gedacht hast. Damit kannst du auch negative Gedanken zu dir selbst aufdecken.

Um herauszufinden, was du über Geburt denkst, stelle ich dir die folgende Übung vor:

Setz dich hin und stell einen Wecker oder eine andere Uhr vor dich. Anschließend stell dir innerlich die Frage: "Was denke ich über Geburt? Was bedeutet Geburt für mich? Wie fühle ich mich, wenn ich an Geburt denke?"

Du hast nun 5 Minuten Zeit, in denen du einfach anfängst zu erzählen. Wenn es dir hilft, schreib dir die Fragen groß auf ein Blatt und leg sie vor dich. Hör nicht auf zu reden, bis die Zeit um ist. Denk nicht nach, bevor du anfängst. Es ist wichtig ALLES auszusprechen, was dir dazu gerade in den Sinn kommt. Ganz spontan, ganz intuitiv.

Danach erdest du dich für einen Moment, so wie du es schon in der "Zwischenübung zur Erdung" weiter vorne im Buch gelernt hast.

Nimm dir jetzt ein Blatt Papier und schreibe alle negativen Glaubenssätze, welche die Geburt oder dich betreffen, auf. Denn auch Gedanken, die sich gegen dich selbst richten, sind relevant für die Geburt (Bsp.: "Ich bringe nie etwas Gutes zustande"; "Ich habe kein Durchhaltevermögen"; "Ich bin es nicht Wert"; ...).

Im nächsten Schritt kreierst du aus den negativen Glaubenssätzen positive Glaubenssätze. Dies kannst du mit Hilfe von **Affirmationen** tun. Affirmationen sind positive und kraftvolle Aussagen/Sätze über deinen Wunschzustand. Du formulierst eine Affirmation am besten immer so, als ob du den gewünschten Zustand schon erreicht hast.

Als erstes nimmst du dir dafür deine negativen Glaubenssätze vor. Du streichst den Glaubenssatz auf dem Blatt vor dir durch und ersetzt ihn durch einen passenden positiven Glaubenssatz.

Ein Beispiel zur Verdeutlichung:

Wenn auf deinem Blatt steht: "Ich habe Angst zu versagen", streichst du diesen Satz kräftig durch und formulierst einen positiven Satz daraus. Einen Satz, von dem du dir wünschst, dass er wahr ist, wie "Ich schaffe alles, was ich mir vornehme".

Möglicherweise steht in deinen Aufzeichnungen aber auch folgender Satz: "Ich habe Angst, dass sich die letzte Geburt wiederholt". Diesen negativen Glaubenssatz könntest du so umformulieren: "Ich bin nun eine andere Frau, dies ist ein anderes Baby und wir erleben gemeinsam eine völlig andere Geburtsreise!"

Wichtig: Die Formulierung darf keine Verneinung beinhalten. Das Unterbewusstsein versteht kein "nicht". Statt "die Geburtserfahrung wiederholt sich nicht" würdest du also positiv formulieren "diese Geburtserfahrung wird anders/wunderschön/leicht/o.ä.". Am besten ist es, Affirmationen so zu formulieren, als sei das gewünschte Ereignis schon eingetreten oder als gäbe es absolut keinen Zweifel daran!

Diese und weitere Affirmationen, die du im Laufe der Schwangerschaft für dich findest, gehören mit auf das Visionboard, das ich dir im Folgenden vorstellen werde. Du kannst dir auch die kraftvollsten Affirmationen auf Post-Its schreiben und diese an deinen Lieblingsorten in der Wohnung kleben (z. B. am Spiegel im Bad, am PC, dem Kühlschrank, dem Kleiderschrank). So wirst du diese neuen positiven Glaubenssätze häufig sehen, was dazu beiträgt, dass sie zu deiner neuen Wahrheit werden können.

Mittlerweile gibt es auch schon fertige und liebevoll gestaltete Affirmationskarten im Internet zu erwerben. Wichtig ist dabei immer, dass die Formulierung und der Satz deiner Sprache entsprechen, damit du dich damit wirklich verbunden fühlst!

Um den Effekt zu verstärken, finde Inspirationen für deine positiven Affirmationen. Schau dir schöne Geburtsvideos an, lies Berichte zu schmerzfreien (oder gar orgasmischen) Geburten, sprich mit Frauen, die deinen Weg schon gegangen sind und lass dich auch hier von den Erfahrungsberichten inspirieren. Lenke deinen gesamten Fokus auf das, was du dir wünschst. Damit richtest du deine Energie dorthin, wo du sie haben möchtest und wirst feststellen, dass sich damit auch einiges in deinem Umfeld und im Außen verändern wird.

Um dies zu unterstützen, stelle ich dir im Folgenden noch weitere hilfreiche Techniken vor.

Die Arbeit mit dem Visionboard, Dankbarkeits- oder Gedankentagebuch

Du hast bereits eine Anleitung erhalten, wie du deine TRAUMgeburt mental gestaltest. Dafür nutzt du innere Bilder zusammen mit den entsprechenden Gefühlen auf allen Ebenen. Es gibt auch noch andere Techniken, um diesen inneren Prozess und die Umstrukturierung deines Denkens und Fühlens zu unterstützen, welche ich dir nun vorstellen möchte.

Das **Visionboard** ist bekannt aus der Persönlichkeitsentwicklung, wie im Übrigen fast alle Techniken zur mentalen Umstrukturierung. Es dient dazu, deine Träume und Ziele sichtbar zu machen. In deinem Fall wäre das vielleicht eine Geburt ohne Komplikationen, selbstbestimmt in Leichtigkeit und Freude mit den Menschen an deiner Seite, die du dir dafür wünschst. Ein richtiges Fest des Lebens eben!

Das Visionboard hat den Effekt, dass du durch die klar darauf abgebildeten Ziele und Visionen unterbewusst schon den Weg dahin kennst und somit auch deine Handlungen anpasst, damit genau diese Vision wahr werden kann. Das bedeutet, du fängst an, andere Gedanken zu denken, dich mit den passenden Menschen zu umgeben und richtungsweisende Erfahrungen zu sammeln. In der Summe bringt dich all das zu deiner TRAUMgeburt.

„Das habe ich noch nie vorher versucht. Also bin ich völlig sicher, dass ich es schaffe." - Pippi Langstrumpf

Zur Herstellung des Visionboards brauchst du an sich nicht viel. Entweder nimmst du ein großes Stück Pappe, eine Korkpinnwand, ein Whiteboard, ein Plakat, ein Stück Holz oder einfach eine freie Wand oder eine Tür. Auf den gewählten Bereich bastelst du dir jetzt das Board deiner Träume als eine Art Collage. Du darfst alles draufkleben, hinschreiben o.ä. was für dich zu deiner TRAUMgeburt gehört. Alles was dich stärkt, alles was dir Mut macht. Du könntest z. B. ein Bild einer Welle draufkleben, als passendes Symbol für die Wehen. Wenn du religiös oder spirituell gläubig bist, dann kannst du dir auch daraus die wichtigsten Symbole dazu kleben. Vielleicht kommen auch stärkende Gedanken, Sprüche und Zitate dazu. Was auch immer dir ein gutes Gefühl gibt, du darfst dich hier so richtig kreativ ausleben. Du kannst selbst ein Bild zum Thema TRAUMgeburt malen und es in die Mitte kleben. Du siehst, Ideen gibt es viele – mach es zu Deinem Board.

Tipp: Die Erfahrung hat gezeigt, dass ein echtes, physisches Visionboard mit ausgeschnittenen Bildern aus Zeitschriften oder ausgedruckt von Pinterest eine stärkere Wirkung hat als ein virtuelles. Daher empfehle ich dir, dieses Board wirklich haptisch zu kreieren und gut sichtbar in deiner Wohnung zu platzieren, damit sich die Vorstellung einer leichten und schönen Geburtserfahrung immer tiefer verankern kann.

Solltest du irgendwo einen kleinen Geburtsaltar in der Wohnung haben, könntest du dir dein TRAUMgeburts-Visionboard auch darüber hängen.

Das Board muss nicht an einem Tag fertiggestellt werden, sondern es darf mit der Schwangerschaft wachsen. Du kannst es wie ein Puzzle zusammensetzen und immer wieder ein neues, für dich passendes Teil hinzufügen. So wird deine TRAUMgeburt auch im Außen immer präsenter und präziser.

Um deine leichte Geburt noch stärker zu manifestieren, bedanke dich schon jetzt dafür, dass du diese Geburtserfahrung erleben darfst. Am besten immer dann, wenn du an deinem Board vorbeikommst.

Sogenannte Dankbarkeitstagebücher oder Gedankenbücher sind ebenfalls hilfreiche Methoden, die der Persönlichkeitsentwicklung entstammen. Sie alle sollen dich darin unterstützen den Fokus auf dem zu behalten, was du haben möchtest und an dieser positiven Richtung weiter zu arbeiten.

Das **Dankbarkeitstagebuch** wird genutzt, um sich vor Augen zu führen, wieviel Gutes sogar an Tagen berichtet werden kann, an denen man es wohl am wenigsten erwartet hätte. Dankbarkeit macht glücklich! Wieso also nicht dieses Wissen für die Vorbereitung auf die Geburt nutzen? Dies hilft gerade dann, wenn die letzte Geburtserfahrung sich so schwer angefühlt hat und nun wie ein Stein im Lebensrucksack liegt. Du kannst diese Übung einfach ausprobieren, indem du dir ein Notizbuch bereitlegst und z. B. jeden Morgen und jeden Abend drei Dinge aufschreibst, für die du dankbar ist. Natürlich sollten sich diese Dinge nicht exakt wiederholen. Glaub mir, es ist möglich, auch wenn es zu Beginn nicht so scheint. Es ist erstaunlich, welche Dinge einem auf einmal einfallen, wenn man bewusst nach ihnen sucht und ganz genau hinschaut. Mit der Zeit wirst du achtsamer für das, was um dich herum passiert. Aus dieser Achtsamkeit heraus, findest du jeden Tag neue Dinge, für die du dankbar bist. Probiere es jetzt gleich aus!

Bei dem **Gedankentagebuch** geht es darum, all deinen Gedanken und Gefühlen rund um die Schwangerschaft einen Raum zu geben. Damit meine ich wirklich ALLE. Denn du wirst Tage in dieser Schwangerschaft erleben, an denen dir alles leicht erscheint und an anderen wirst du vielleicht zweifeln. All das kannst du in dieses spezielle Büchlein schreiben. Tipp: Wenn du möchtest, kannst du dafür sogar dasselbe Notizbuch verwenden, wie das, in dem du deine Dankbarkeits-Routine übst.

Genauso kannst du in dem Gedankentagebuch Gedichte eintragen, die dir für dein Baby eingefallen sind, oder die besonderen Momente eurer Schwangerschaft festhalten. Somit machst du deine Entwicklung sehr viel sichtbarer und spürbarer. Denn häufig merken wir nicht, wenn wir uns schon ein ganzes Stück in die gewünschte Richtung entwickelt und uns Dinge erarbeitet haben. Wir gewöhnen uns schnell an die dadurch neu gewonnenen Freiräume und positiven Effekte. Wenn keiner da ist, der sagt, "du bist nun so weit gekommen, überleg doch mal, wie es dir vor vier Monaten ergangen ist/wo du da gestanden hast", merken wir es oft nicht. Denn wir gehen den Veränderungsprozess häufig in so vielen kleinen, feinen und nuancierten Schritten, die mal schnell, mal langsam ablaufen, dass wir nicht immer das Gesamtbild vor Augen haben. Damit du dieses nicht verlierst, solltest du die hier beschriebenen Techniken ausprobieren. Du erkennst mit ihnen, was alles möglich ist, siehst deinen persönlichen Erfolg und feierst dich dafür!

Entspannungstechniken

Wenn du wirklich wissen willst, was das beste Schmerz-mittel für den oft gefürchteten Geburtsschmerz ist, dann lerne zu entspannen. Es gibt Vieles, was dir während der Geburt helfen kann, in einen entspannten Zustand zu kommen und diesen auch zu halten. Genauso gibt es Einiges, was deine Entspannung stören kann.

Lerne in diesem Kapitel, warum Angst der größte Feind im Geburtszimmer ist und wie du sofort mit deiner Entspannungs-Routine starten kannst. Denn Entspannung kann man üben. Nutze diese Techniken, um selbstwirksam negativen Empfindungen während der Geburts-Welle begegnen zu können.

Warum du keine Angst haben wirst, wenn du entspannt bist

Im Folgenden erkläre ich dir den Zusammenhang von Angst und Schmerz im Rahmen der Geburt.

Im Grunde ist es altes Wissen, das durch HypnoBirthing wieder aktuell wurde. Es ist das Wissen um das sogenannte "Angst-Verspannungs-Schmerz-Syndrom" des Gynäkologen Grantly Dick-Read (1890 - 1959). Durch seine Beobachtungen und Erfahrungen in einer Welt, in der Geburten unter starken Betäubungsmitteln normal waren, wurde er zu einem (damals seltenen) Verfechter der natürlichen Geburt. Er "entdeckte", dass Frauen auch ohne Anästhesie in der Lage sind, leicht und schmerzfrei gebären zu können. Den Hauptgegner dafür sah er in der Angst. Denn wie der Name des Syndroms schon sagt, führt Angst zu Verspannung. Unter der Geburt führen Verspannungen jedoch zu Schmerzen und nicht selten zu einer negativen Interventionskaskade. Der Grund dafür lässt sich hormonell gut schildern. Bei Angst werden andere Hormone ausgeschüttet als bei Entspannung, denn bei Angst wird unser "Überlebensmodus" aktiv. Alles in uns funktioniert so, wie es schon "damals" in der Steinzeit funktionierte. Angst führt zu Stress und es kommt zur Ausschüttung der Katecholamine (Stresshormone). Sie sorgen dafür, dass unser System alles Wichtige für unser Überleben aktiviert, also unser schon vorher erwähntes "Kampf- und Fluchtsystem". Alles andere wird in diesem Moment eingestellt. Die Verdauung und natürlich auch die Gebärmuttertätigkeit haben keine überlebenswichtige Funktion. Dafür wird die Herzrate erhöht, um genügend Blut in die für Kampf oder Flucht wichtigen Körperregionen zu schicken, vor allem in unsere Extremitäten. Der Atem wird flach und die Anspannung im Körper steigt, um schnell reagieren zu können. Dabei kommt es zur Unterversorgung der Gebärmutter, da das Blut woanders gebraucht wird und folglich zur Unterversorgung des Babys. Mit dieser Anspannung im Körper wird gegen den Geburtsvorgang gearbeitet, was dann zu Schmerzen führt. Für die Frau kann dies als überwältigend empfunden werden. Sie wird von den Wellen überrollt, anstatt sie zu "surfen".

Wo Stresshormone sind, können gleichzeitig keine Entspannungshormone sein. Damit wird die Möglichkeit der körpereigenen Schmerzreduktion durch Endorphine blockiert. Dick-Read hat herausgefunden, dass die schmerzreduzierende Wirkung der körpereigenen Endorphine während der Geburt 200-fach höher ist als bei Morphium! Es gibt also nichts Besseres als das, was uns Mutter Natur "eingebaut" hat. Damit die Endorphine ihre Wirkung entfalten, muss sich die Gebärende entspannen können. Das klingt zunächst logisch, doch bleibt nun die Frage, wie dies während eines so kraftvollen Ereignisses wie der Geburt gelingen kann? Die Antwort lautet: durch Übung! Denn Entspannung kann gelernt werden. Und wenn du dich vorher noch nie mit Meditation, Traumreisen oder anderen Entspannungsübungen beschäftigt hast, dann wird es nun Zeit, dich für deine anstehende Geburt damit auseinander zu setzen.

Egal, wie erfahren du in diesem Bereich bist, beginne jetzt deine "Entspannungs-Routine" für die Geburt zu etablieren. Einige Techniken habe ich dir bereits vorgestellt. Die Visualisierung deiner Wunschgeburt ist eine solche Übung. Auch die Übung zur Erdung verhilft dir zu einer kurzen Entspannungsphase. In meinem Online-Kurs "Grundlagen der mentalen Geburtsvorbereitung in der Folgeschwangerschaft" hast du Zugang zu weiteren angeleiteten Entspannungsübungen. Als Bonus zu diesem Buch lade ich dich, wie eingangs erwähnt, kostenlos in das Modul 5 des Kurses ein und gebe dir einen Rabatt auf den gesamten Kurs. Nutze die Anleitungen hier, um dich so oft wie möglich (bestenfalls täglich) in Entspannung zu üben. Denn es ist schon aus der Lernforschung bekannt, dass sich alles, was wir regelmäßig wiederholen und üben, festsetzt und so leichter abrufbar ist. Ziel ist, dass dir die Entspannung so leichtfällt, dass du dich auch in ungewohnten und besonderen Situationen wie der Geburt ganz leicht in diesen Zustand versetzen kannst. Du wirst merken, dass es dir immer leichter gelingen wird, je öfter du dich darin übst. Gerade für Frauen, die von sich denken, dass sie nicht loslassen können und die Kontrolle behalten möchten, ist es wichtig diese Erfahrung zu machen. Denn dadurch gewinnen sie wiederum Kontrolle in der Geburt, da sie so über die Entspannung den Grad des Schmerzes selbst beeinflussen können. Sie lernen mit der Welle zu gehen und nicht gegen sie anzukämpfen, was sich wunderbar anfühlen kann.

Wie du sofort mit einer Entspannungsübung starten kannst

Du hast viele Möglichkeiten, deine Entspannungsübungen zu gestalten. Du kannst die Audio-Anleitungen aus meinem Kurs[6] (Infos siehe zu Beginn des Buches) nutzen, du kannst dir passende Meditationen im Internet raussuchen oder es ganz in Eigenregie ausprobieren.

Die wichtigsten Punkte, um auch als Laie sofort damit starten zu können, sind:

- Achte auf eine bequeme Lagerung, damit du auch wirklich jeden Bereich deines Körpers entspannen kannst und Platz zum Atmen hast (z. B. eine halb aufgerichtete Liegeposition mit Kissen unter den Armen und Beinen).
- Überlege dir im Vorfeld ein Thema deiner Entspannung/Meditation. Du kannst eine Mama-Baby-Einheit daraus machen, indem du intensiven Kontakt zu deinem Baby aufnimmst, sobald du einen angenehmen Zustand erreicht hast. Oder du nutzt die Zeit, um dich in Dankbarkeit zu üben. Du kannst auch einfach das Gefühl von Liebe deinen Körper durchströmen lassen. Oder du verabschiedest dich hier ganz intensiv von alten Glaubenssätzen und verankerst neue, positive Affirmationen. Du siehst, du kannst für jede Einheit ein neues Thema finden! Diese Inhalte dürfen sich natürlich wiederholen, damit sie sich festigen können.
- Lass den Kiefer locker! Der Kiefer ist mit dem Beckenboden. verbunden. Übe schon jetzt so häufig wie möglich, deinen Kiefer zu lockern, damit dir dies während der Geburt leichtfällt.

---

[6] https://link.nestkinder.de/1UXn

- Beginne damit, deinen Atem zu beobachten und ihn langsam tiefer werden zu lassen.
- Gehe dann durch deinen Körper und entspanne bewusst jedes Körperteil: immer von oben nach unten, denn das ist auch die Richtung der Geburt!
- Schließe die Einheit ganz bewusst ab. Vielleicht mit den Gedanken: „Jedes Mal werde ich mich noch tiefer entspannen."
- Die Länge der Einheit kann variieren. Du kannst dich mit der Zeit steigern und dir dafür insgesamt ca. 30 Minuten einplanen. Vielleicht hast du aber auch mal nur 10 Minuten Zeit, was ebenfalls in Ordnung ist.
- Gerade bei Audio-Anleitungen kann es passieren, dass du zwischendrin einschläfst. Das ist nicht schlimm! Du kannst dich darin üben, trotz Entspannung den inneren Fokus zu halten. Oder du freust dich einfach, über die so tief geglückte Entspannung und den Power-Nap.

Gedanken-Exkurs: Schmerztoleranz

Was denkst du über Schmerzen? Die größte Angst der meisten schwangeren Frauen ist die vor den Geburtsschmerzen. Auch Frauen, die noch keine negative Erfahrung gemacht haben und zum ersten Mal schwanger sind, fürchten sich vor den "Wehen". Doch die "Wehen" sind es, die uns unser Baby bringen. Warum ist diese Angst so groß, wenn wir die Schmerzen doch nur aus Medien und Erzählungen kennen? Schon der Begriff "Wehe" vermittelt, dass diese auf jeden Fall "weh tun" muss. Worte sind mächtig. Sie beeinflussen unser Denken und formen die besagten Glaubenssätze in uns. Wir sollten sehr achtsam mit unseren Worten umgehen, denn sie werden zu unseren Wahrheiten. Das Wort ‚Welle' beschreibt viel besser den Vorgang der Gebärmutter-Kontraktionen. Denn wie bei einer Welle baut sich die Kontraktion auf, hat ihren Höhepunkt und flacht wieder ab. Danach geht es wieder von vorne los.

Das Schmerzempfinden ist sehr unterschiedlich und von vielen Faktoren abhängig. Z. B. davon, mit wieviel Angst oder mit wieviel Entspannung eine Frau in die Geburt startet. Die persönliche Schmerztoleranz spielt natürlich auch eine Rolle. Vieles ist jedoch wieder mental bedingt und hat etwas mit der inneren Einstellung zu tun. Geburt ist absolute Hingabe. Umso leichter mir diese Hingabe fällt und umso überzeugter ich von dem natürlichen Geburtsprozess bin, desto besser kann ich mit etwaigen negativen Empfindungen umgehen und sie als Bestandteil der Erfahrung annehmen und akzeptieren.

Ich habe gleich zwei Beispiele dafür für dich gefunden: Zum einen fand ich es schon immer faszinierend, wie viel professionelle Bergsteiger bereit sind zu GEBEN, um den Gipfel zu erreichen. Sie setzen teilweise ihr Leben aufs Spiel, um ganz oben anzukommen. Dass sie dabei eventuell einen Zeh verlieren o.ä. ist für sie wie eine Trophäe, eine Erinnerung an das absolut großartigste Abenteuer, das sie erleben durften. Es gibt noch weitere Parallelen vom Bergsteigen und Geburten. Beim Bergsteigen ist, ebenso wie bei der Geburt, die Planung und Vorbereitung des Abenteuers häufig der langwierigste Teil des Unterfangens. Trotz der umfangreichen Planung können dennoch Überraschungen und unvorhersehbare Situationen eintreten, auf die man gefasst sein sollte. Manchmal muss der Aufstieg unterbrochen werden, manchmal braucht es sogar zusätzliche Hilfe wie einen Helikopter. In jedem Fall würden Bergsteiger nur mit den Menschen den Gipfel erklimmen, denen sie absolut vertrauen und mit denen sie Hand in Hand arbeiten können. Sie kennen die Risiken und freuen sich trotzdem auf dieses einmalige Ereignis! Sie sind in einem absoluten Rausch des über sich Hinauswachsens. Für dieses Gefühl riskieren sie vieles.

Mit dem zweiten Beispiel erkläre ich gerne, wie wichtig der Fokus auf das Ziel ist, da dieser dir erleichtert, mit negativen Empfindungen wie Schmerzen umzugehen. Es gibt so viele Menschen, die sich tätowieren lassen und für das Resultat eines schönen Bildes oder einer für sie wichtigen Botschaft oder eines Symbols die Schmerzen ertragen möchten. Mir macht schon das Stechen eines Ohrlochs Angst und mit Nadeln jeglicher Art darf man sich mir auch erst nähern, wenn sie nicht in meinem Blickfeld sind. Das bedeutet, dass ich niemals bereit wäre, diese Art von Schmerzen für ein Körperkunstwerk zu ertragen (außer meine Ohrlöcher, die ich schon seit meiner frühesten Kindheit habe). Es ist keine Erfahrung, die ich unbedingt machen möchte. Doch ich kann mir sehr gut vorstellen, wie es für jemanden ist, der schon lange auf das ersehnte Tattoo hingespart hat und schon eine kribbelige Vorfreude spürt, wenn er zu seinem Tätowierer geht. Der Fokus ist hier entscheidend. Für dieses Bild/Spruch/Wort ertragen sie die Schmerzen gerne. Für sie ist es das Wert.

Ich denke, du verstehst, was ich dir mit diesen beiden Beispielen deutlich machen möchte. Was bedeutet Schmerz überhaupt? Wofür möchte ich mich hingeben? Die Tatsache, dass es Frauen gibt, die Geburt als etwas Lustvolles beschreiben zeigt, wie zutreffend diese Beispiele sind. Leider haben wir diese Haltung in Bezug auf Geburt jedoch verlernt. Einfach dadurch, weil wir so leben wie wir leben. Wir wissen nicht, wie Geburt funktioniert oder was genau passiert. Wir müssen uns auf Medien und Fallberichte verlassen, die allerdings ebenfalls von unserer "zivilisierten Geburtskultur" geprägt sind. Das erste eigene Kind ist nicht selten das erste Baby, was wir überhaupt in den Armen halten. Eine Geburt haben nur sehr wenige vorher schon einmal miterleben dürfen. Und die Geburten, wie sie derzeit in Kliniken gestaltet sind, verursachen nicht nur bei den werdenden Eltern Angst, sondern formen auch das Bild von Geburt für das gesamte geburtshilfliche Team.

Wenn du in deiner vorherigen Geburt starke Schmerzen erlebt hast (was vor allem bei eingeleiteten oder anderweitig durch Interventionen beeinflusste Geburten der Fall ist), dann werte das als EINE Erfahrung, die du gemacht hast. Es ist jedoch nicht der Maßstab für deine anstehende Geburt. Du hast jetzt die Möglichkeit, dir noch sehr viel zu erarbeiten und somit eine gute Grundlage für dein Schmerzmanagement zu legen. Sei es mental, deine innere Haltung oder auch mit Hilfe von Techniken. Schmerz ist nicht das erste an das ich denke, wenn ich mich an meine Geburten zurückerinnere. Dabei waren beide Geburten keinesfalls schmerzfrei. Doch es gibt so viel mehr, was Geburt ausmacht, so viele Aspekte. Schmerz ist nur ein kleiner Teil davon. Ich wünsche dir, dass du dies ebenfalls erkennen und erleben kannst!

Was deine Entspannung fördert oder erschwert

Entspannung ist für eine leichte und sanfte Geburt unerlässlich. Damit dies gelingen kann, gibt es einige Aspekte unter der Geburt, die du beachten solltest. Alles, was verunsichert oder Angst erzeugt, behindert den entspannten Zustand. So spielt die Atmosphäre des Geburtsraumes eine wichtige Rolle. Fühlst du dich sicher und geborgen, kannst du loslassen und dich dem Geburtsprozess hingeben. Eine Art "Daumenregel" ist: Die Atmosphäre während der Geburt sollte idealerweise genau so sein wie in der Liebesnacht, als das Baby entstanden ist.

Denn auch da musstest du dich wirklich wohlfühlen, um dich fallen lassen zu können und einen Höhepunkt zu erleben. Nicht nur darin ähneln sich die beiden Ereignisse. Auch das Liebs- und Kuschelhormon Oxytocin wird in beiden Momenten ausgeschüttet und hat eine führende Rolle. Vermeide eine unruhige und hektische Umgebung! Egal, wo du gebärst, ob im Krankenhaus, zu Hause oder im Geburtshaus. Es sollte klar geregelt sein, wer in das Geburtszimmer kommen und gehen darf. Sobald sich die Frau beobachtet fühlt und ständig aus dem Geburtsprozess gerissen wird, weil die nächste Routine-Untersuchung ansteht, wofür ein fremder Arzt ins Zimmer kommt oder ähnliches, führt dies zu Stress und ist somit kontraindiziert für den entspannten Zustand.

Anhand der Daumenregel kannst du dir überlegen, was dich in deiner Entspannung unterstützen würde, indem du dir ausmalst, wie du dir eine schöne Liebesnacht gestalten würdest. Hier ein paar Anregungen:

- Rückenmassage: Sie ist bei Paaren stets beliebt, führt in den Wellen-Pausen zur Entspannung des Rückens und fördert das Wohlbefinden.
- Duft: in Form von Kerzen, Ölen, Räucherkraut o.ä.
- Kerzen: dezentes und angenehmes Licht, je nachdem was an deinem Geburtsort möglich ist.
- Musik: Du kannst dir eine "Geburtsplaylist" mit deiner Lieblingsmusik erstellen. Ich empfehle, etwas für jede Stimmung dabei zu haben. Natürlich die leisen Töne zum Entspannen, aber gerne auch etwas Rhythmisches zum "Tanzen" (bzw. Hüftkreisen)!

Überlege, was dich in deiner "Geburtsstimmung" unterstützen kann und gestalte dir deinen Geburtsraum so persönlich wie möglich.

Dazu kommen noch einige Punkte, die in Kliniken gerne als Routinemaßnahmen eingesetzt werden und durchaus den Geburtsprozess stören können. Daher sollte man sich gut überlegen, welche der Maßnahmen für einen persönlich sinnvoll sind und welche nicht. Denn man kommt nicht als Patientin zur Geburt, viel eher als Klientin. Man muss also daher nicht möglichst "praktisch" für das Personal sein, sondern seine Selbstverantwortung behalten und am besten schon vorab sehr genau kommunizieren, was die Geburtswünsche sind und welche Maßnahmen nicht gewünscht sind. Ein Thema, worüber oft diskutiert wird, ist das Legen eines Zugangs als Routinemaßnahme, um im Notfall schnell handeln zu können. Das ist praktisch und aus medizinischer Sicht sehr verständlich, da diese immer nur den Blick auf die wenigen Risiken lenkt und nicht das große Normale in den Vordergrund stellt. Doch beachten wir die oben gewonnenen Erkenntnisse darüber, wie der Geist unseren Körper beeinflusst, kann man leicht nachvollziehen, wie verheerend diese simple Maßnahme für manche Frauen sein kann. Denn die gelegte Braunüle vermittelt, dass sie auch zum Einsatz kommen muss. Warum sonst hätte man sie legen sollen? Genau das passiert dann tatsächlich, wie eine Untersuchung von Nadine Härtl an der Fachhochschule Salzburg für ihre Bachelorarbeit (2016) zeigte. In der Nachuntersuchung von 2.448 Datensätzen aus zwei Kliniken - eine mit und eine ohne routinemäßigen Zugang - wurde verglichen, wie häufig intravenös Medikamente verabreicht wurden. Davon wurden 155 Geburten von Frauen ohne Risiko in der Schwangerschaft genauer analysiert. Der Vergleich ist deutlich: 82,8 Prozent der Frauen aus der Klinik mit "Routinebraunüle" bekamen intravenös Medikamente appliziert, in der anderen Klinik waren es nur 57,3 Prozent. Dazu kam, dass in ersterer Klinik die Erstgabe eines Medikaments um durchschnittlich 156 Minuten früher geschah und 63 Prozent der Frauen als erstes ein Schmerzmittel bekamen, während das bei den Frauen in der anderen Klinik nur in 17,1 Prozent der Fall war. Die Medikamentengabe durch die "Routinebraunüle" erfolgt also schneller und häufiger.

Es gibt weitere als Routine durchgeführte Abläufe, die sich von Klinik zu Klinik unterscheiden können. Wichtig ist, diese im Vorfeld herauszufinden, um schon entscheiden zu können, wie man damit umgehen möchte. Soll beispielsweise gleich zu Beginn ein Einlauf gemacht werden? Dieses Vorgehen ist nicht mehr überall üblich, wird aber manchmal noch angewendet. Für die eine Frau kann das sehr angenehm, für die andere undenkbar sein. Eine weitere mögliche Frage ist, ob die Gebärende während des CTGs (Wehen- und Herztonschreiber) liegen muss. Diese Position wird oft als sehr unangenehm empfunden. In vielen Kliniken gibt es mittlerweile eine Alternative, mit der man sich weiterhin bewegen kann. Ein Dauer-CTG hat z. B. rein wissenschaftlich gesehen keinen Vorteil zu den Herztonuntersuchungen, die in regelmäßigen Abständen (vielleicht sogar mit Hörrohr) von der Hebamme durchgeführt werden.

Trotzdem wird es von einigen Kliniken weiterhin so angewendet, weil es für den Klinikablauf praktisch ist. Doch die Frau wird dadurch zu stark in ihrer Beweglichkeit eingeschränkt, was wiederum zu vermehrten Schmerzen führt. Es lohnt sich also nicht immer, solche Routinemaßnahmen durchführen zu lassen. Doch während der Geburt darüber zu diskutieren, ist nicht hilfreich, da sich die Frau in einem anderen Zustand befindet.

Gerade in deinem Fall sollte dringend vermieden werden, dass es während der Geburt zu Konflikten mit dem geburtshilflichen Team kommt oder du wieder das Gefühl von Entmündigung oder des Ausgeliefertseins spürst. Denn diese Gefühle würden dich wieder in die "alte Geburtssituation" versetzen, was den normalen Geburtsverlauf beeinträchtigen würde. Daher ist es sehr wichtig all diese Dinge in Erfahrung zu bringen, bevor du dich für einen Geburtsort entscheidest. Im Folgenden werde ich darauf genauer eingehen.

Die Wahl des Geburtsortes

Wie du siehst, ist die Wahl eures Geburtsortes von zentraler Bedeutung. Du bereust vielleicht, wie du dich beim letzten Mal entschieden hast, vielleicht hattest du aber auch aufgrund von Komplikationen gar keine andere Wahl (wie bei Frühgeburt, medizinischer Indikation von einem geplanten Kaiserschnitt, Krankheit von Mutter und/oder Baby). Dieses Mal wirst du mit deinen gemachten Erfahrungen und deiner Weiterentwicklung ganz anders auf den Geburtsort schauen.

Du hast bereits eine ganze Liste an Dingen und Gegebenheiten, die du nicht haben möchtest und nicht noch einmal so erleben möchtest. Für viele Frauen mit Geburtstrauma ist es ohnehin undenkbar, noch einmal an demselben Geburtsort zu gebären wie beim letzten Mal.

Ganz wichtig finde ich in diesem Zusammenhang zu sagen, dass es nicht den EINEN perfekten Ort gibt, wo JEDE Frau traumhaft gebären wird. Die Wahl des Geburtsortes ist etwas sehr Persönliches. Es gibt nur DEINEN perfekten Geburtsort, der Ort, an dem DU dich wohlfühlst. In meiner Schwangerschaftsbegleitung habe ich schon verschiedene Frauen, verschiedene Geburtsorte wählen sehen. Die eine Frau träumt von der Hausgeburt, die so intim wie möglich, so zurückgezogen wie möglich sein soll. Für die andere ist das undenkbar, da sie sich nur sicher fühlt, wenn ein Arzt in der Nähe ist, und weil ihr das Legen eines Zugangs sehr wichtig ist. Es gibt kein "richtig" oder "falsch". Es muss für dich funktionieren. Du musst an diesem Ort das Gefühl haben, loslassen zu können. Denn wenn ich dir sagen würde, du musst dein Kind auf jeden Fall zu Hause gebären, weil das am schönsten ist, dir dieser Gedanke jedoch so viel Angst macht, dass du gar nicht in der Lage wärst, zu Hause loszulassen und dich dem Prozess hingeben zu können, dann wäre das wohl ein sehr unpersönlicher und schlechter Rat. Besser wäre es zu schauen, welche Bedürfnisse du hast, um eine angstfreie und leichte Geburt erleben zu können. Danach suchst du dir den Geburtsort aus, der die meisten Punkte davon erfüllt. Denn auch eine Klinik-Geburt kann sehr selbstbestimmt, natürlich und schön sein. Dafür solltest du jedoch nicht unbedingt in eine Klinik mit einer Kaiserschnittrate von 40% gehen, sondern suchst dir eine, die deine Wünsche unterstützt und respektiert. Am besten eine, wo die Haltung der Klinikleitung zur Geburt der deinigen entspricht. Ein Kaiserschnitt kann bindungsorientiert und schön verlaufen. Auch hier muss man sich auf die Suche machen, welche Klinik das für sich schon erkannt hat. Wahrscheinlich gibt es einige Kompromisse, die du auf deiner Suche machen musst, aber wenn du dir deiner Prioritäten bewusst bist, dann wirst du das Passende für dich finden.

Nimm dir genügend Zeit dafür, um herauszufinden, wo du gebären möchtest. Stell dir die Frage: Welche Ansprüche MUSS mein Geburtsort erfüllen? Notiere sie. Schreib eine Liste mit allen Bedingungen, die dir wichtig sind. Du hast schon Erfahrung gesammelt und weißt bereits besser, was du brauchst. Bedenke auch, dass die Info-Abende nicht immer alles genauso widerspiegeln, wie es letztes Endes bei der Geburten sein wird. Das ist eine Erkenntnis, die viele Frauen gewinnen. Denn selbst wenn das Personal gerne so handeln würde, wie es dort vermittelt wird, heißt das nicht, dass es zu dem Zeitpunkt möglich ist, an dem du zur Geburt in die Klinik kommst. Manchmal entstehen auch negative Geburtserfahrungen gar nicht, weil es ein besonders schlecht gewählter Geburtsort war, sondern die Rahmenbedingungen ausgerechnet zu dem Zeitpunkt, als du da warst, nicht gestimmt haben. Sei es durch Unterbesetzung des geburtshilflichen Teams, Überbelegung an gebärenden Frauen, o.ä. Wenn zum Beispiel genügend Zeit für das Bonding versprochen wurde, dann aber der Kreißsaal überfüllt ist, kann es hier zu Diskrepanzen von "sein und schein" kommen.

Informiere dich daher gut und stell deine Fragen so detailliert wie möglich, um herauszufinden, ob das, was dir an dem

Geburtsort versprochen wird auch realistisch ist und tatsächlich so umgesetzt werden kann, wie es beschrieben wird.

Lerne deinen Geburtsort so gut wie möglich kennen. Für dich ist es besonders wichtig, dass du dich dort sicher fühlst. Das bedeutet auch, dass du mit dem geburtshilflichen Team offen über deine Geschichte, Ängste und Sorgen kommunizierst. Nur dann können sie dich auch traumasensibel durch die Geburt begleiten. Es gibt für Hebammen einen Leitfaden, wie sie dies umsetzen können, auf den ich gerne verweise, wenn ich Frauen begleite.

Jeder Geburtsort bietet unterschiedliche Möglichkeiten, die dort arbeitenden Hebammen und Ärzte kennenzulernen. In der Klinik werden häufig Kurse rund um die Geburt angeboten, in denen die Möglichkeit besteht, die ein oder andere Hebamme besser kennenzulernen. Ich würde dir auch empfehlen, hier einige Vorsorgeuntersuchungen wahrzunehmen, damit der Ort dir weniger fremd ist. Im Geburtshaus sucht man zur Vorsorge üblicherweise, die dortigen Hebammen auf. Diese wechseln sich ab, sodass man im Verlauf der Schwangerschaft jede ein bis zwei Mal getroffen hat. Auch geburtsvorbereitende Akupunktur und andere Kurse können hier zusätzlich gebucht werden. Allerdings werden diese nicht immer auch von geburtshilflichen Hebammen durchgeführt werden. Es lohnt sich, wenn du deinen Geburtsort schon in der Schwangerschaft besser kennenlernen kannst und am besten auch alle, die dich während der Geburt begleiten könnten. Dadurch wird dir wieder viel Sicherheit vermittelt und Angst genommen. Außerdem könntest du im Notfall deine Entscheidung noch einmal überdenken, wenn du das Gefühl bekommen solltest, hier nicht gut aufgehoben zu sein.

Jeder Ort hat seine Vor- und Nachteile. Die Vorteile sollten natürlich überwiegen und daher macht das Verfassen einer Liste durchaus Sinn. Anhand dieser kannst du überprüfen, bei welchem Geburtsort du die meisten Häkchen setzen kannst und somit die meisten deiner Bedürfnisse erfüllt werden. Das bringt dir Klarheit über deine Entscheidung. Trotzdem darfst du dich auf dein Bauchgefühl verlassen! Wichtig ist nur, dass du selbstbestimmt wählst und dies aktiv gestaltest, damit du dich auch im Nachhinein gut damit fühlst. Denn dann weißt du, dass du aus der Informations- und Gefühlslage heraus richtig entschieden hast.

Es kann auch passieren, dass sich die Wahl des Geburtsortes über die Schwangerschaft hinweg noch einmal verändert. Daher ist es wichtig schon frühzeitig zu überlegen, ob z. B. eine Hausgeburt oder eine Geburt im Geburtshaus in Frage kommt. Um hier überhaupt die Möglichkeit zu bekommen, muss man sich schon früh melden, da die meisten Geburtshäuser ausgelastet sind und es nicht mehr so viele Hausgeburtshebammen gibt.

Ein schönes "Zwischenmodell" finde ich die hebammengeleiteten Kreißsäle für gesunde Schwangere. Dies ermöglicht eine interventionsarme Begleitung von Hebammen im klinischen Kontext. Das bedeutet, dass Frauen bei Komplikationen während der Geburt in den normalen Kreißsaal verlegt werden können. Laut dem deutschen Hebammenverband gibt es deutschlandweit mittlerweile 20 solcher Kreißsäle[7], bei denen ein Arzt nur bei problematischen Geburtsverläufen hinzugezogen wird (den Link zur Seite findest du in den Quellen). Auch die Studienergebnisse zeigen viele positive Resultate für Frauen, die im Hebammenkreißsaal gebären. Interventionsfreie Geburten sind hier zweieinhalbfach häufiger als in üblichen Kreißsälen. Die Mütter stillen häufiger ausschließlich und auch das Wohlbefinden acht Wochen nach der Geburt war besser bei

---

[7] https://www.hebammenverband.de/familie/hebammen-kreisssaele/; ergänzend: https://www.gesundheitsforschung-bmbf.de/de/naturliche-geburt-in-der-klinik-ganz-ohne-arzt-hebammenkreisssale-machen-es-moglich-2738.php

Frauen, die im Hebammenkreißsaal geboren haben (Link zur Studie in den Quellen).

Da wir von unserem Wohnort aus nicht allzu weit entfernt auch einen hebammengeleiteten Kreißsaal haben, weiß ich, dass selbst wenn eine Schwangere aus medizinischen Gründen hier nicht aufgenommen werden kann, sich die Haltung der Klinik auch im üblichen Kreißsaal widerspiegelt. Denn häufig arbeiten dort die gleichen Hebammen. Also, auch wenn du aufgrund von körperlichen Risiken nicht angenommen werden kannst, lohnt es sich diese Kliniken genauer anzuschauen. Im Kapitel "Erfahrungsberichte" schildern Frauen, die sich für eine solche Klinik entschieden haben, davon.

Ich möchte die Möglichkeit einer Alleingeburt nicht unerwähnt lassen. Mittlerweile gab es schon viele Medienberichte zu "Alleingeburtlerinnen", das heißt Frauen, die sich bewusst dazu entschieden haben, ihr Kind zu Hause auf natürliche Weise in Eigenregie zu gebären. Diese Frauen treffen die Entscheidung nicht unbedacht, sondern bereiten sich sehr intensiv auf die Geburt vor. Aus unserer eigenen Erfahrung können wir sagen, dass es ohnehin wichtig ist, sich mit diesem Gedanken der Alleingeburt zu beschäftigen. Denn obwohl mein Mann Swen und ich planten ins Geburtshaus zu fahren, hatten wir bei unserem zweiten Kind eine ungeplante Alleingeburt zu Hause. Für uns war es wunderschön und wahrscheinlich haben wir die Fahrt auch deshalb so lange hinausgezögert. Wir fühlten uns zu jedem Zeitpunkt absolut sicher und, dass das Ende schon nahte, hatten wir nicht rechtzeitig eingeschätzt. Eine Alleingeburt kann immer "passieren", da man nie weiß, wo und wie schnell sich das Baby auf den Weg macht. Wenn man dann nicht gut vorbereitet ist und diese Möglichkeit noch nie berücksichtigt hat, kann dies ein sehr stressiger Moment für die Frau und den Geburtsbegleiter werden. Daher empfehle ich jedem Paar sich mit dieser Möglichkeit auseinanderzusetzen.

Alle Frauen, die mit dem Gedanken spielen, für die Geburt zu Hause zu bleiben, möchte ich einen Gedanken mit auf den Weg geben: Wenn du diese Entscheidung für dich triffst, dann überprüfe sehr gut, warum du dich so entscheidest. Tust du es aus dem Vertrauen heraus, dass du und dein Baby die Geburt wunderbar meistern werdet und weil du dich super darauf vorbereitest oder tust du es aus Angst (vor der Klinik, vor Übergriffen...). Es macht einen großen Unterschied, ob du dich im Vertrauen zu deinem Körper und der Geburt dazu entscheidest oder aus Angst vor äußerlichen Gegebenheiten. Denn, die äußerlichen Gegebenheiten lassen sich in den meisten Fällen beeinflussen und anpassen.

Es gibt die freien Doulas (wie ich eine bin), die Frauen zu allen Geburtsarten an (fast) allen Geburtsorten begleiten. Das sind Doulas, die Frauen wie eine gute Freundin bei der Geburt umsorgen und offen für ihre Wünsche sind. Sie bieten also eine nicht-medizinische, sondern eine mentale Begleitung an. Auch Alleingeburtlerinnen, die sich weibliche Unterstützung zur Geburt wünschen, sind hier willkommen. Nicht alle Doulas begleiten diese "Geburtsform". Doch wir sehen hier das Recht auf Eigenverantwortung und Selbstbestimmung, wie und wo eine Frau gebären möchte.

Jede Doula entscheidet individuell und nach Vorgesprächen mit der Frau, ob sie die Begleitung annehmen möchte. Auch die Doula muss sich wohlfühlen und eine gute Absprache im Vorfeld ist sinnvoll.

Wer sich hierzu weiter informieren möchte, wird bei Jobina Schenk fündig, die das Buch "Meisterin der Geburt" geschrieben hat. Über diesen Link findest du eine Liste an Doulas, die eine solche Geburt begleiten würden: http://www.geburt-in-eigenregie.de/schwangerschaftgeburt/freie-doulas/

Anker setzen

Du hast nun viel über Entspannungsübungen gelernt und wie sie dir dabei helfen, dich auch mental auf deine Traumgeburt vorzubereiten. Mit Hilfe von Visualisierung gestaltest du innerlich, wie sich dieser besondere Moment anfühlen soll.

Eine weitere Möglichkeit, um deine Entspannungspraxis zu erleichtern und mühelos während der Geburt anwenden zu können, ist das Setzen von Ankern. Einen Anker zu setzen, bedeutet im Grunde nichts anderes, als eine Verknüpfung in deinem Gehirn fest zu installieren. Zum Beispiel könntest du verknüpfen: Partner legt Hand auf die Schulter = Entspannung. Viele Varianten von inneren Verknüpfungen sind denkbar. Wichtig ist, dass sie sich während der Geburt leicht anwenden lassen. Vor allem solltest du sie schon in der Schwangerschaft häufig und regelmäßig wiederholen und üben, da ansonsten keine solche Verknüpfung stattfinden kann. Ihr könnt euch einen gemeinsamen Anker überlegen, den ihr als Paar einüben wollt, damit dein Partner dir damit bei der Geburt helfen kann, in einen entspannten Zustand zu kommen, wann immer du es brauchst. Es könnte auch ein bestimmter Satz sein, den er wiederholt, während er dich an einer bestimmten Körperstelle berührt (Schulter, Oberschenkel, Steißbein…). Der Satz könnte beispielsweise lauten: "du entspannst dich noch tiefer" oder "atme tief zu deinem Baby" oder "alles ist gut". Am besten überlegt ihr euch gemeinsam, welche Worte zu euch passen.

Zusätzlich kannst du dir selbst noch ein, zwei oder drei Anker überlegen. Ein Klassiker ist ein Geburtsduft. Das heißt, du entscheidest dich für einen Duft, bei dem du dich tief entspannen kannst (z. B. Lavendel oder Rose). Es gibt mittlerweile auch Anbieter, die extra Düfte und Öle für Schwangerschaft und Geburt herstellen. Probiere aus, was dir gefällt. Diesen Duft kannst du dir auf einen Waschlappen oder ein Tuch träufeln und dir bei deinen Entspannungsübungen vor die Nase legen. Wenn sich dann in deinem Gehirn verknüpft hat: dieser Duft = Entspannung, kannst du das auch wunderbar für deine Geburt nutzen.

Wenn Düfte nichts für dich sind, dann ist es vielleicht ein bestimmtes Lied oder eine bestimmte Anleitung zur Entspannung. Viele HypnoBirthing Frauen nehmen sich die HypnoBirthing-CD mit zur Geburt. Da sie damit die gesamte Schwangerschaft über geübt haben, sich zu entspannen, hilft es ihnen auch während der Geburt.

Ein für dich besonderer Gegenstand kann ebenfalls ein Anker sein, wenn du ihn dazu machen möchtest. Das kann ein Edelstein sein, den du während der Schwangerschaft trägst und immer, wenn du ihn in deiner Hand hältst ruhig und ausgeglichen wirst. Oder es ist das Kuscheltier aus deiner Kindheit, was dir Sicherheit und Wärme vermittelt.

Als einen besonders wichtigen Anker empfinde ich die Dammmassage, mit der ca. sechs Wochen vor der Geburt begonnen werden kann. Sie hilft dabei, den Damm geschmeidig und weich zu machen. Diese Massage kann gleichzeitig auch mit einer Entspannungsübung kombiniert werden. Das heißt, sobald du am Damm Druck empfindest, entspannst du deinen Beckenboden erst recht. Du atmest ganz bewusst zu dem Druckpunkt. Da sich das Baby am Damm entlangschieben wird, wird es in jedem Fall zu diesem Druckpunkt kommen. Wenn du schon vorher verknüpft hast „wenn es da drückt = Entspannung", hast du die Dammmassage gleich doppelt genutzt und es wird dir viel leichter fallen.

Bei all den Übungen denk daran: Kiefer lockerlassen, damit der Beckenboden locker ist!

Geburtsatmung

Atem ist Leben! Schon im Kapitel der Traumabewältigung wurde deutlich, wie wichtig unser Atem ist. Auch bei der Geburt und der Bewältigung der Wellen spielt die Atmung eine herausragende Rolle. Zum einen versorgst du deinen Körper und das Baby mit dem notwendigen Sauerstoff, wenn du lernst, auch während der Geburten tief und ruhig zu atmen. Zum anderen ist es ein wunderbares Werkzeug zur Schmerzbewältigung.

Da du dich bereits während der Traumabewältigung mit deinem Atem und deinen Atemgewohnheiten auseinandergesetzt hast, weißt du (vielleicht auch nur oberflächlich), wie du in welchen Situationen atmest und wie du deinen Atem einsetzen kannst, um dich positiv zu beeinflussen. Falls du damit noch nicht begonnen hast, tu es jetzt. Denn der erste Schritt ist immer erst einmal deinen Atem zu beobachten. Für die Geburt ist es hilfreich, wenn du es mit Hilfe von Übungen schaffst, deinen Atem immer tiefer werden zu lassen. Leider haben gerade wir Frauen uns oft angewöhnt, unseren Bauch einzuziehen, damit wir etwas schlanker wirken. Auch das kann unsere natürliche Atmung sehr behindern. Denn natürlicherweise wird der Bauch bei der Einatmung größer und bei der Ausatmung kleiner. Gerade, wenn der Babybauch schon runder ist, kannst du das sehr schön beobachten, wenn du deine Hände so auf den Bauch legst, dass sich nur die Fingerspitzen berühren. Bei der Einatmung sollten die Fingerspitzen auseinander gehen und bei der Ausatmung wieder zusammenkommen. Wenn es dir hilft, stell dir einfach vor, du würdest einen Luftballon in deinem Bauch aufblasen.

Auch bei den Entspannungsübungen hast du gelernt, deinen Atem so tief wie möglich fließen zu lassen, damit du ganz ruhig und entspannt wirst. Übe nun zu Beginn jeder Entspannungseinheit für mindestens drei Atemzüge, deinen Bauch immer größer werden zu lassen. Das Atemvolumen ist etwas, das ebenfalls durch Training erhöht werden kann. Um feststellen zu können, ob sich etwas verändert hat und es für dich sichtbar zu machen, kannst du dir einen bestimmten Zählrhythmus überlegen. Stelle zunächst fest, auf welche Zahl du einatmen kannst und übe dann, in dem gleichen Rhythmus und auf die gleiche Zahl auszuatmen. Also z. B. auf 10 ein und auch auf 10 aus: "Ein, 2, 3, 4, 5, 6, 7, 8, 9, 10. Aus, 2, 3, 4, 5, 6, 7, 8, 9, 10". Behalte diesen Rhythmus bei und versuche bei jeder Übung etwas weiter zu kommen und somit deine Zahl zu erhöhen.

Am Anfang kann es etwas schwerfallen, weil es ungewohnt ist. Aber du wirst sehen, dass du mit regelmäßiger Übung immer tiefer wirst. Ich gebe dir keine Zahl vor, da die Erfahrung gezeigt hat, dass jede Frau in ihrem persönlichen Rhythmus zählt. Manche ganz langsam, andere schneller. Daher ist die Zahl an sich nicht relevant, sie zeigt dir nur deinen Fortschritt. Im HypnoBirthing nennt sich diese Übung "Wellenatmung", wie sie von Marie F. Mongan entwickelt wurde. Ich habe dir hier meine abgewandelte Anleitung vorgestellt.

Diese Atmung begleitet dich bei jeder Welle während der Geburt. Daher solltest du sie so gut eingeübt haben, dass du das innere Zählen gar nicht mehr brauchst. Irgendwann hast du ein Gefühl dafür, wie es ist auf denselben Rhythmus ein- und auszuatmen. Wenn also die Geburtswelle beginnt, beginnst du gleich damit, tief und ruhig einzuatmen, wie du es geübt hast und dann genauso ruhig und gleichmäßig auszuatmen. Ist die Welle danach noch nicht vorüber (das kommt immer darauf an, wie tief du kommst), beginnst du gleich wieder von vorne, bis die Welle zu Ende ist. Zwischen den Wellen atmest du ganz normal.

Diese Form der Atmung wird für dich sehr hilfreich sein. Alles in deinem Körper und auch dein Baby werden optimal mit Sauerstoff versorgt, du machst Platz in deinem Bauchraum und du kannst nicht parallel verkrampfen, was sich schmerzlindernd auswirkt. Denn würdest du vor Angst den Atem während der Welle anhalten, dann würde sich deine gesamte Bauchdecke mit verkrampfen, was zu unnötigen Schmerzen führt. Probiere den Vergleich gerne einmal aus. Halte die Luft an und spüre, was in deinem Bauch passiert. Und nun mach deinen Bauch mit deiner Atmung richtig weit. Merkst du den Unterschied? Während beim Luftanhalten unwillkürlich Spannung im Körper aufgebaut wird, lockert sich der Bauch beim tiefen Einatmen. Du kannst es auch noch mit der Brustatmung vergleichen, der sogenannten "Stressatmung". Hier merkst du, wie sich der ganze Schulterbereich verspannt. Der Bauchbereich wird zudem nicht gut versorgt, was sich auch in schlechten Herztönen vom Baby zeigen kann.

Atme! Dein Atem wird dich gut durch die Wellen tragen.

Pränatales Bonding - von Herz zu Herz

Die vorgeburtliche Bindungsarbeit ist ein Herzstück der ganzheitlichen Geburtsvorbereitung und wirkt sich weit über die Geburtserfahrung hinaus aus. Daher möchte ich dir hier die Relevanz des Themas, seine Wirkungsweise und seine Anwendungsmöglichkeiten vorstellen. Mein Mann Swen und ich sind Mitglieder in der internationalen Gesellschaft für Prä- und Perinatale Psychologie und Medizin e.V. (kurz engl.: isppm). Diese gemeinnützige Gesellschaft beschäftigt sich mit der wissenschaftlichen Erforschung dieser wichtigen Phasen in unserer menschlichen Entwicklung. Wer sich tiefgreifender mit der Pränatalpsychologie beschäftigen möchte, kann sich dort informieren (https://isppm.de/).

Störfaktoren für die Mutter-Kind-Bindung

Geburt ist heute in den meisten Köpfen als etwas sehr Schmerzvolles und Interventionsreiches verankert. Es gibt kaum noch Frauen, die sich auf ihre bevorstehende Geburt freuen. Im Gegenteil: Die meisten haben Angst und versuchen während der Schwangerschaft nicht zu intensiv daran zu denken, was ihnen bevorsteht. Das liegt zum einen an der heutigen Art der Geburtshilfe, die vielen Frauen eine Erfahrung von Ohnmacht und Schmerz bescheren. Diese Erfahrungen werden an andere Frauen weitergetragen und so setzt sich der Glaubenssatz fest, dass Geburt etwas Schreckliches ist, was wir nicht ohne Hilfe bewältigen können. Auch du hast das letzte Mal eine negative Geburtserfahrung gemacht, die dich und deine Glaubenssätze zu Geburt geprägt haben. Zum anderen ist es auch der verlorengegangene natürliche Umgang mit den Themen Geburt und Tod, den wichtigsten Übergängen im Leben eines Menschen.

Um sich zu schützen und weil man ja „nur" schwanger und „nicht krank" ist, leben viele Frauen ihre Schwangerschaft nicht bewusst aus. Sie versuchen alles daran zu setzen, „normal" weitermachen zu können und keine Schwäche zu zeigen. Was dann passiert, ist dass die so wichtige Bindung und Beziehung zu dem Kind in ihrem Bauch bis zur Geburt nicht intensiv aufgebaut werden kann. Der Kontakt zu sich, zu seinem Körper und dem Baby findet nicht oder nur in abgeschwächter Form statt. Die Frau ist nicht „Herrin" ihres Körpers und weiß die Signale ihres Kindes nicht zu erfassen. Mutter und Kind bilden kein Team und die Geburt wird eine Erfahrung von Ohnmacht und Schmerz. Das wird durch strukturelle Bedingungen, wie Hebammen-Mangel oder Überforderung des geburtshilflichen Teams verstärkt. Das Bild, dass man ja "nur schwanger" und nicht "krank" sei, ist geprägt von unserer Gesellschaft, die sehr auf Leistung und Optimierung ausgelegt ist. Eine "gute" schwangere Angestellte erledigt ihre Arbeit weiterhin normal und bekommt dafür auch Ansehen von Kolleginnen. Wenn sie sich allerdings zurückzieht, sich Auszeiten einräumt und auf ihren Körper hört, der sich gerade in einem Ausnahmezustand befindet und ein unglaubliches Wunder vollbringt, bekommt sie eher kein positives Feedback. So werden wir "erzogen". Vorbilder dafür, wie es anders geht, haben wir kaum.

Schon während der Schwangerschaft erfährt die Frau durch die klassische Vorsorge oftmals mehr Verunsicherung als Bestärkung. Die vielen Risikofaktoren und Ansprüche an das Baby machen es sehr schwer, einfach nur „guter Hoffnung" zu sein. Es gibt im Grunde keine schwangere Frau mehr, die kein Kreuz im Mutterpass im Bereich der Risikofaktoren hat. Auch die bedingungslose Annahme des Kindes wird hier erschwert. Das Kind muss bestimmte Werte (wie beispielsweise Größe, Gewicht, Lage) erfüllen, um positiv wahrgenommen zu werden. Abweichungen verunsichern und ängstigen die Frauen. Was sollen sie tun, wenn das Kind „zu leicht"/"zu schwer" o.ä. ist? Mit diesen Aussagen werden sie oft allein gelassen. Das kann natürlich die Mutter-Kind-Bindung stören, allenfalls aber zu Sorgen und einem negativen Fokus führen.

Auch das Ultraschallgerät entfernt die Mutter mehr von ihrem Kind, als dass es verbindet. Das Kind wird nach außen auf einen Bildschirm gebracht, getrennt vom mütterlichen Körper. Kaum ein Arzt wird fragen, wie es dem Baby geht, sondern seine vermeintliche Aufgabe ist, dies der Mutter zu sagen. So sind die Rollen verteilt. Eine Studie zeigte jedoch, dass es bezüglich der Reaktion der Eltern unerheblich ist, ob ihnen ein fremdes oder das eigene Baby auf dem Bildschirm angezeigt wird. Sie freuen sich genauso. Und wenn der Kontakt der Mutter zu sich selbst verloren geht bzw. nicht gestärkt wird, so ist auch der Kontakt zum Baby schwierig.

Aber auch innere Konflikte, wie ob die Schwangerschaft gewünscht ist, die Lebensbedingungen, die Partnerschaft, Ängste vor den Veränderungen mit Baby, können trennend auf die Mutter-Kind-Bindung wirken. Im Grunde gehören dazu alle Faktoren, die wir bereits zuvor durch den Blick in den Lebensrucksack ("Mit dem Lebensrucksack durch die Schwangerschaft") angeschaut haben. Eine traumatische erste Geburtserfahrung kann ebenfalls erst einmal als Blockade für den unbeschwerten Bindungsaufbau zum neuen Baby wirken. Dies wahrzunehmen und zu spüren, ist der erste Schritt. Es ist deshalb noch nichts verloren oder "kaputt" gegangen. In diesem Fall bedarf es einfach eines achtsamen Umgangs mit dem Thema. Denn dieses Baby ist ein ganz anderer Mensch. Beziehe es in deine Gedanken und Sorgen mit ein. Es bekommt sie ohnehin mit, kann sie dann aber besser zuordnen und fühlt sich vor allem GESEHEN.

Vorteile einer bewusst erlebten Schwangerschaft

Die Bindung zwischen Mutter, Kind und auch dem Vater beginnt schon in der Zeit der Schwangerschaft. Sie intensiviert sich nach der Geburt und im ersten Lebensjahr, doch schon jetzt wird ihr Fundament gelegt. Gerade mit den ersten Kindsbewegungen (um die 20. SSW) wird das Baby für beide Elternteile sehr viel realer. Eine Kommunikation durch Berührung wird möglich. Wenn du das Kind bewusst wahrnimmst, kannst du auch schon seinen Schlaf-und-Wach-Rhythmus erkennen. Du kannst spüren, wann das Baby spielen möchte und deine Aufmerksamkeit einfordert. Dies gelingt jedoch nur, wenn die Mutter in einem guten Kontakt zum Kind und somit auch zu sich und ihrem Körper steht.

Das Gehör des Babys ist zu dieser Zeit längst voll entwickelt. Es kann die Stimme der Mutter und auch die des Vaters später wiedererkennen, wenn diese regelmäßig in der Schwangerschaft Kontakt mit ihm aufnehmen. Tun sie das, entwickelt sich bei ihnen schon jetzt ein inneres Bild von dem Kind und sie können sich leichter mit ihm identifizieren. Sie entwickeln beispielsweise Vorstellungen von seinem Temperament u.ä (Brisch, 2017).

Diese Kontaktaufnahme erleichtert es den Eltern, die Bindung nach der Geburt zu intensivieren. Da sie ihr Baby schon in der Schwangerschaft kennenlernen konnten, ist es wie ein Wiedersehen, was den Übergang der Geburt und somit auch den Übergang zur Elternschaft weicher und leichter gestaltet. Folglich können diese Eltern in der Regel sehr viel feinfühliger auf die Bedürfnisse ihres Babys eingehen.

Somit hat eine von Anfang an gelungene, stabile Mutter-Kind-Bindung eine präventive Wirkung auf die Geburt und das gesamte Leben des Kindes.

Eine Schwangerschaft bewusst zu erleben und in Kommunikation mit sich und seinem Kind zu stehen, sind die besten Voraussetzungen für eine selbstbestimmte und natürliche Geburt. Wenn du dich während der Schwangerschaft darauf einlässt, dich ganzheitlich auf die Geburt vorzubereiten, um ohne Angst und in Vorfreude diese Erfahrung als Team mit deinem Kind erleben zu können, dann kann dieser Moment zu einem der magischsten Momente in eurem Leben werden. Damit bietest du deinem Kind den besten Start ins Leben, von dem es weiterhin profitieren wird.

Eine sichere Bindung birgt für ein Kind viele Vorteile. Es ist ein psychischer Schutz für ein Kind in schwierigen Lebenslagen. Sicher gebundene Kinder haben mehr Bewältigungsstrategien, sind empathischer, kreativer, weniger aggressiv und haben häufiger freundschaftliche Beziehungen. Gerade der Aspekt, dass diese eine größere Einfühlungsgabe innehaben, ist wichtig im Hinblick darauf, wie sie wiederum mit ihren Kindern umgehen werden. Sie werden sie ebenfalls feinfühliger behandeln, was letztlich zu einem positiven Bindungskreislauf führt (Brisch, 2017).

Gerade bei traumatisierten Eltern ist spätestens die Schwangerschaft ein guter Zeitpunkt, die Traumata gegebenenfalls mit Hilfe zu verarbeiten, damit sich diese Erfahrungen nicht negativ auf die Geburt oder die Eltern-Kind-Beziehung auswirken.

Das Wunderbare an der pränatalen Bindungsarbeit ist, dass sie dich auch eine schwierige Geburt leichter verarbeiten lässt. Denn selbst wenn durch die Geburt gefühlt die Bindung und Kommunikation mit dem Kind abgerissen ist, so war sie doch viele Monate vorher schon da und kann sehr viel leichter wieder aufgenommen werden. Falls das Kind dir jedoch schon während der Schwangerschaft fremd war, dann wird eine belastende Geburtserfahrung dieses Gefühl noch verstärken. Anstatt sich mit dem Kind zu verbinden, kann eine solche Erfahrung sogar eher trennend auf die Mutter-Kind-Bindung wirken.

Mit den Frauen, die sich in meiner Geburtsbegleitung befinden, erarbeite ich allerdings immer, dass auch eine schwierige Geburt eine Verbindung zwischen Mutter und Kind erzeugen kann. Denn, beide haben etwas Ähnliches erlebt, beide waren Teil der Erfahrung. Sie haben ihr Schicksal "geteilt". Die

106

Bindungsarbeit in der Schwangerschaft ist insgesamt sehr lohnenswert.

Fördernde Maßnahmen für eine stabile Bindung von Anfang an

SAFE® von Karl Heinz Brisch: Mit dem Wissen, dass sich Bindungsmuster über Generationen hinweg weiter „vererben", hat Herr Brisch einen Kurs entwickelt, der diesen Teufelskreislauf unterbrechen kann. Sind Eltern verunsichert, wie sie sich ihrem Baby gegenüber verhalten sollen, z. B. weil sie es selbst ganz anders erlernt haben, können sie hier den feinfühligen Umgang mit ihrem Kind erlernen (Bsp. „du verwöhnst dein Baby!"). Hier wird die Bindung in der Schwangerschaft z. B. mit Fantasiereisen gefördert. Es sind Zwiegespräche mit dem Baby, welche die innere Vorstellung des Kindes intensivieren und eine Kommunikation ermöglichen, was natürlich auch für die Geburt von unschätzbarem Wert ist. Ziel des Kurses ist eine sichere Bindung von Anfang an herzustellen. Daher werden auch traumatische Themen der Eltern betrachtet und über ihre Wirkung auf das Bindungsverhalten zum Kind aufgeklärt. Der Kurs begleitet die Eltern über die gesamte Schwangerschaft (ab ca. 20. SSW) und bis zum Ende des ersten Lebensjahres des Kindes. Während der Schwangerschaft gibt es vier Treffen. Nach der Geburt folgen sechs weitere Kurstage (Brisch, 2017).

Haptonomie. Das Wort kommt aus dem Griechischen und bedeutet fühlen, Tastsinn, berühren im Sinne der inneren Berührtheit (Mitfühlen). Hier geht es um die Kontaktaufnahme zwischen den Eltern und dem Baby. Dem Baby wird vermittelt, dass es gut ist, genauso wie es ist. Der körperliche Kontakt wird hierfür über die Hand auf der Bauchdecke hergestellt. Dadurch entsteht ein Gefühl der Sicherheit und Geborgenheit für das Baby. Außerdem wird das Gefühl der Verbundenheit der Partner zum Baby, aber auch untereinander intensiviert.

Die haptonomische Schwangerschaftsbegleitung findet bei einer eigens dafür ausgebildeten Person, wie zum Beispiel Dr. med. Djalali in Düsseldorf, statt. Es gibt ca. acht Sitzungen, in denen das Wissen und vor allem das Fühlen der Haptonomie passend zu den Phasen der Schwangerschaft verstärkt wird. Gestartet wird ca. in der 20. SSW. Es werden „Übungen" vermittelt, die zu den beschriebenen Effekten führen, wenn sie zwischen den Sitzungen vom Paar angewendet werden. Dabei wird das Kind über mit den Händen des Partners sacht umfasst und in die Hand hin eingeladen. Allein diese tägliche Auszeit vom Alltag und die ganz bewusste Hinwendung zum ungeborenen Baby führt zu einer intensiv erlebten Schwangerschaft und zu einem engen Kontakt zum Baby.

Entwickelt wurde dies in den 1940er Jahren von dem Holländer Frans Veldman (†2010), der in Frankreich das internationale Zentrum zur Forschung und Entwicklung der Haptonomie gegründet hat.

Die positiven Auswirkungen auf die Geburt sind vielfältig. Eine Analyse von Dr. med. Djalali über 130 Fälle aus dem Jahr 1999 zeigt dies sehr deutlich. Es sind weniger Interventionen notwendig (keine PDA, Einleitung oder Schmerzmittel), auch die Kaiserschnittrate ist mit 2,3 % (3 von 130 Fällen) sehr gering. Die 13 Beckenendlage-Schwangerschaften konnten spontan gebären. Die neun Frauen mit Zustand nach Sectio konnten alle normal gebären (Müller-Mettnau, 2005).

Bindungsanalyse. Die Bindungsanalyse ist eine Methode zur Förderung der Mutter-Kind-Bindung aus den 1990er Jahren. Entwickelt wurde sie von den ungarischen Analytikern Raffai († 2015) und Hidas († 2012). Daher ist sie dem Setting einer Psychoanalyse sehr ähnlich. Die Sitzungen finden ca. 1 bis 2 Mal pro Woche statt und können schon früh in der Schwangerschaft beginnen. Die Mutter liegt, während die Bindungsanalytikerin bei ihr sitzt, und wird in einen entspannten Zustand geleitet. Darauf folgt der innere Kontakt mit dem Kind, der in Form von Bildern, Gedanken oder Gefühlen stattfinden kann. Das Besondere der Bindungsanalyse ist, dass der Kommunikationskanal nicht einseitig geöffnet wird, sondern sowohl die Mutter mit dem Kind als auch das Kind mit der Mutter in einen Dialog treten kann.

Die Bindungsanalyse eignet sich für alle Schwangerschaften, bietet aber vor allem Frauen, die bereits schlechte Vorerfahrungen haben, die Gelegenheit, diese zu verarbeiten. Das ist ein wichtiger Schritt, der die kommende Geburtserfahrung positiv beeinflusst.

Die Geburten verlaufen selbstbestimmt. Die Mutter hat weniger Angst vor der Geburt und das Baby wird in den Abschluss-Sitzungen auf die Geburt vorbereitet und ermutigt. All das führt bei der Frau zu einem Gefühl der Sicherheit. Sie hat ihre Wahrnehmung für sich und ihr Baby so gut geschult, dass sie dies auch während der Geburt wunderbar einsetzen kann. Tatsächlich lag die Kaiserschnittrate bei Raffai bei ca. 6% (von 2200 Geburten). Weniger Frühgeburtlichkeit und ausgeglichenere Babys nach der Geburt sind weitere Erkenntnisse aus der Bindungsanalyse (Hidas & Raffai, 2006).

Dies sind nur Beispiele für bindungsfördernde Maßnahmen, die schon in der Schwangerschaft beginnen. Sie sind nur sehr kurz angerissen, zeigen jedoch alle, wie positiv sich eine Hinwendung zum Baby und damit eine bewusst erlebte Schwangerschaft auf das Geburtserleben auswirken kann. Für jedes Paar besteht die Möglichkeit, die für sich passende Begleitung zu finden und nutzen.

Übung: Herzfaden knüpfen!

Das Bild eines goldenen Bandes, welches sich von meinem Herzen zu dem Herzens meines Babys in meinem Bauch zieht und mit Liebe gefüllt ist, begegnete mir zum ersten Mal in meiner zweiten Schwangerschaft während der Bindungsanalyse mit meiner Tochter. Es etablierte sich wie ein "Bindungs-Ritual", was ich in jeder Sitzung innerlich vollzog. Mittlerweile weiß ich, dass die Schweizer Autorin, Hebamme und Craniosacral-Therapeutin Brigitte Renate Meissner mit einer ähnlichen mentalen Technik arbeitet, die sie den "Herzensfaden" nennt und mit der sie schon vielen Frauen und Babys helfen konnte. In ihrem Buch "Emotionale Narben aus Schwangerschaft und Geburt auflösen" gibt sie eine Anleitung für die verschiedensten Anlässe und Situationen. Ich gebe dir hier die Übung so weiter, wie ich sie ganz intuitiv für mich entdecken durfte und lade dich ein, sie so zu gestalten, wie es sich für dich und dein Baby gut anfühlt. Es mag als eine sehr simple Übung erscheinen, unterschätze jedoch nicht ihre tiefe Wirkung!

- Begib dich, so wie du es nun schon oft geübt hast, in einen entspannten Zustand.
- Schließe deine Augen.
- Lasse deinen Atem immer tiefer und ruhiger werden.
- Wenn es dir hilft, platziere eine Hand auf deinem Bauch und die andere Hand auf deinem Herzen.
- Spüre in dich und in deinen Körper hinein. Wie geht es dir jetzt gerade? Was fühlst du in deinem Körper?
- Richte deine Aufmerksamkeit nun zu deinem Baby. Kannst du es spüren? Wie fühlt es sich an?
- Stell dir nun vor, wie sich ein (goldener, rosa, roter oder eine andere Farbe) Faden von deinem Herzen zu dem Herzen deines Babys knüpft. Vielleicht ist der Faden am Anfang noch sehr zart, vielleicht ist er sehr kräftig. Du kannst diesen Faden vor deinem inneren Auge sehen, vielleicht auch innerlich spüren.
- Du siehst, wie die Liebe durch diesen Faden fließt. Der Faden strahlt vielleicht vor lauter Liebe, die er transportieren darf.
- Das Besondere an diesem Faden ist, dass er stabil ist und sich unendlich in die Länge dehnen kann. Du weißt, dass dieser Faden euch ein Leben lang verbinden wird,

ganz egal wo du oder dein Kind einmal sein werdet, ganz egal wie "groß" dein Kind ist.

- Der Faden kettet euch nicht aneinander; im Gegenteil, er hilft euch beiden loszulassen. Er ist das Symbol für eure bedingungslose Liebe zueinander. Denn durch diesen Faden habt ihr beide immer die Gewissheit, dass ihr euch niemals verlieren und auf gewisse Weise immer im positiven Sinne ein Stück weit verbunden sein werdet.
- Lächle und atme in dieses Gefühl der Verbundenheit, in diesen Liebesfaden.
- Der Faden bleibt, auch wenn du nun langsam deine Aufmerksamkeit wieder mehr nach außen richtest.
- Komm in deinem Tempo zurück in den Raum, atme und öffne langsam deine Augen. Spürst du den Faden?

Diese Übung kannst du täglich in deinen Alltag einbauen. Du kannst sie ganz ausgiebig z. B. beim Zubettgehen durchführen oder kurz zwischendurch, um wieder stärker in den Kontakt mit deinem Baby zu treten. Das Schöne ist, dass du auch andere Personen in diese Übung integrieren kannst. Du kannst deinen Herzensfaden auch zu deinem größeren Kind bilden und dich auf diese Weise mit ihm verbinden. Das wird dein Kind darin unterstützen, die Veränderungen, die sich mit einem neuen Geschwisterchen ergeben, leichter zu bewältigen. Es kann euch hinsichtlich eurer gemeinsamen Geschichte darin unterstützen, noch einmal näher zusammen zu rücken und etwaige Bindungsabbrüche oder Kontaktverluste durch die schwierigen Erfahrungen bei der Geburt nachzuholen und zu heilen.

Auch der Vater kann in die Übung mit integriert werden. Ihr könnt diese Übung zusammen gestalten, sodass sich eure Herzen über dieses besondere Band verbinden. Damit hat auch der Vater die Möglichkeit, zwischendurch in diesen innigen Kontakt mit dem Baby zu treten.

Nutze dieses Band gerne für jegliche Art der Übergänge. Auch der Übergang in den Kindergarten kann mit dieser Übung gestaltet werden, da sie das Loslassen erleichtert.

Du kannst sofort mit dieser Übung starten, egal in welcher Schwangerschaftswoche du dich befindest.

Setze sie zur Geburt ein. Erzähle gerne deinem Geburtsbegleiter und, falls du möchtest, deiner Hebamme davon, damit diese dich während der Geburt daran erinnern können, immer wieder den Faden zu deinem Baby zu knüpfen. Gerade wenn es zu Unruhen, Komplikationen oder einem Kaiserschnitt kommen sollte, kann dir diese Übung dabei helfen, mit einem sehr viel besseren Erleben die Geburt zu meistern, da du den Kontakt zu deinem Baby aufrecht hältst. Kontaktverlust oder die Trennung vom Baby sind die häufigsten Dinge, die als belastend und schwer zu bewältigen beschrieben werden. Denk immer daran, der Faden ist unendlich lang! Daher lässt er sich auch wunderbar bei Trennung von Mutter und Kind anwenden. Wichtig ist, dass deine Begleitung von dieser Technik weiß und dich in diesen Momenten daran erinnert, wenn du es vielleicht selbst gerade nicht mehr kannst. So bist du zumindest bindungstechnisch gut gerüstet und für alle Fälle vorbereitet.

Meine Geschichte mit dem Herzensfaden

Wie schon erwähnt, habe ich den Herzensfaden in meiner zweiten Schwangerschaft 2017 entdeckt. Wir haben uns damals haptonomisch begleiten lassen und ich war zusätzlich zur Bindungsanalyse bei der lieben Isabella Schott in Wiesbaden. Als Körperpsychotherapeutin konnte sie mich sehr schön durch meine Körperempfindungen leiten und diese immer wieder präsent machen. Irgendwann war das Bild des Fadens für mich da, der die Liebe zu meiner Tochter transportierte (zu diesem Zeitpunkt wussten wir noch nicht, dass wir eine Tochter bekommen würden, da wir uns dieses Mal überraschen lassen wollten. Eine unglaubliche Erfahrung, die wir sehr genossen haben). Der Herzensfaden führte immer zu einem wohlig weichen, warmen Gefühl bei mir und brachte mich schon in der Schwangerschaft meinem Baby unglaublich nah.

Als wir uns im Jahr 2018 entschlossen, ein weiteres "Herzenskind" (bzw. ein *nestkind*) aufzunehmen, trat ein Baby, das noch auf der neonatalen Intensivstation lag, in unser Leben. Es sollte uns auf eine ungewöhnliche und wundersame Weise prägen. Dieses Baby haben wir über sechs Wochen lang fast täglich in der Klinik begleitet. Wir haben bereits hier die klassischen Elternaufgaben übernommen und so viel Körperkontakt wie möglich gehabt. In dieser Zeit haben wir viel über Frühchenstationen gelernt. Schönes und Trauriges zugleich. Da wir leider nicht so viel dort sein konnten, wie wir wollten (Swen und ich haben uns regelmäßig abgewechselt), habe ich die Zeit, in der ich dort war, so intensiv wie möglich gestaltet. Meist war nicht viel mehr möglich, als einfach mit dem Baby im Arm dazusitzen. Wenn es die Bedingungen vor Ort zuließen, ermöglichte ich Körperkontakt von Haut zu Haut. Vor allem aber begann ich innerlich Kontakt mit dem Baby herzustellen. Ich schloss meine Augen und stellte mir vor, wie sich ein Band zwischen uns knüpfte. Ich ließ einfach meine Liebe fließen, auch wenn es anfangs ein fremdes Baby war. Die Effekte waren erstaunlich. Schon nach kurzer Zeit wurde uns berichtet, dass das Baby nun regelmäßig Körperkontakt einforderte. Ein natürlicher und gesunder Prozess, der auf solchen Stationen schwer vom Personal mitgetragen werden kann. Daher intensivierten wir den Kontakt zum Ende hin noch mehr, bis ein Klinikaufenthalt nicht mehr nötig war. Wir durften Zeuge werden, wie Bindung, Nähe und Körperkontakt die Heilung beschleunigen können. Dabei waren wir immer nur für einige Stunden am Tag dort, wann immer es unser Familienalltag zuließ. Trotzdem stellte sich dieser Effekt bald ein. Wir danken unserem "Herzensbaby" für diese wundersamen Erfahrungen, auch wenn es nicht so lange bei uns war, wie wir es uns gewünscht hätten.

Die Erfahrung, ein Sternenkind zu haben, hat uns so viel für unser Leben gezeigt. Wir fühlten im selben Moment Trauer und Glück zugleich. Eine Erfahrung, die sich kaum in Worte fassen lässt. Doch dieser goldene Faden ist da und schickt die Liebe, wohin auch immer. "Zur Sonne" würde unser fünfjähriger Sohn jetzt sagen und vielleicht hat er Recht. Liebe und Bindung sind nichts Rationales. Es ist nichts, was sich erzwingen lässt. Doch du kannst es entdecken und du kannst es vertiefen. Einfach nur, indem du da bist und dein Baby (oder auch: dein Kind, deinen Partner) siehst, so wie es ist. Solch eine Liebe wünscht sich jeder von uns und jeder hat sie verdient. Darum liebe dich so, wie du andere liebst! Du bist es wert! IMMER!

Es ist Unsinn, sagt die Vernunft.
Es ist was es ist, sagt die Liebe.
Es ist Unglück, sagt die Berechnung.
Es ist nichts als Schmerz, sagt die Angst.
Es ist aussichtslos, sagt die Einsicht.
Es ist was es ist, sagt die Liebe.
Es ist lächerlich, sagt der Stolz.
Es ist leichtsinnig, sagt die Vorsicht.
Es ist unmöglich, sagt die Erfahrung.
Es ist was es ist – sagt die Liebe.
(Erich Fried)

Geburtswunschliste

Mittlerweile sehr beliebt und bei den meisten Paaren bekannt, ist die Geburtswunschliste. In dieser Liste wird alles rund um die Geburt festgehalten, was man sich für welche Situation wünscht und worauf geachtet werden soll. Einige der Dinge, die du dir zur Findung deines Geburtsortes notiert hast, können hier ebenfalls einen Platz bekommen. Die Geburtswunschliste dient auch als Grundlage, um im Gespräch mit Hebammen und Ärzten zu klären, welche eurer Bedürfnissen und Wünsche erfüllt werden können und welche nicht. Auch das Mitbringen einer Doula wird hier notiert und du wirst dadurch im Vorfeld merken, wie offen dein gewählter Geburtsort dafür ist. Tatsächlich musste sich eine Mama, die ich als Doula begleitet habe, für eine andere Klinik entscheiden, da sie in ihrer zunächst gewählten Wunschklinik ziemlich grob erklärt bekam, dass dort das "Ein-Mann-Prinzip" praktiziert und eine zweite Person zur Geburt nicht zugelassen würde. Davon könne keine Ausnahme gemacht werden. Im Nachhinein war sie froh, da ihr die Klinik durch die Art der Ablehnung unsympathisch wurde und auch eine gewisse Haltung des geburtshilflichen Personals widerspiegelte. Andere Kliniken sind diesbezüglich sehr viel aufgeschlossener und können sich gut darauf einlassen, als Team, für Mann, Frau und Baby da zu sein.

Hier ein paar Beispiele, was du in deiner Geburtswunschliste festhalten könntest:

- Wer begleitet mich zur Geburt
- Wie sollte der Geburtsraum hergerichtet werden können (Musik, abgedunkelt, Tür geschlossen, …)
- Welche Art der Anleitung oder Begleitung wünsche ich mir von der Hebamme

- Welche Form von Medikamenten würde ich bevorzugen (Homöopathie, Zäpfchen, intravenöse Schmerzmittel, PDA) oder was soll mir auf keinen Fall angeboten werden
- Hier kurz und knapp meine "wunden Punkte" (Trigger) aus der vorherigen Geburtserfahrung (bestimmte Sätze, Berührungen, Medikamente, auf die du extrem reagiert hast, usw.) ⇒ dieser Punkt ist in deinem Fall sehr wichtig! Sorge dafür, dass diese Sachen ganz vorne in deiner Akte notiert sind, damit die Verantwortlichen nicht erst danach suchen müssen
- Wie soll ein Dammschnitt ablaufen bzw. möchtest du überhaupt einen oder bevorzugst du einen natürlichen Riss, der bekanntlich besser heilen kann (in jedem Fall solltest du über eine solche Intervention vorab aufgeklärt und informiert werden)
- Nach der Geburt soll die Nabelschnur auspulsieren können (leider muss man in Kliniken immer noch oft darauf hinweisen)
- Der Plazenta Zeit zum Gebären geben (nicht daran ziehen!)
- Bondingphase ermöglichen (die ersten ein bis zwei Stunden nach der Geburt sind hier besonders wichtig)
- Stillen fördern
- Was soll im Falle eines Kaiserschnitts beachtet werden

Euch fallen gemeinsam bestimmt noch viele weitere Punkte ein, die für euch relevant sind. Auch für den Partner ist es von großer Bedeutung, dass er hier seine Bedürfnisse formuliert, da er häufiger bei solchen Dingen untergeht. So könnt ihr auch festhalten, wie wichtig euch eine gute Aufklärung und Kommunikation mit dem Partner ist. Gerade bei einem Kaiserschnitt, zu dem der Partner aus dem OP geschickt wird (was bei Not-Kaiserschnitten der Fall ist), ist es unerlässlich, dass dieser ebenfalls gut begleitet und informiert wird. Denn nicht zu wissen, wie es Frau und Kind geht, ist eine extrem stressige Situation, die für den Partner als sehr belastend empfunden wird.

Die Geburtswunschliste gehört in die Akte eures Geburtsortes und in eure Tasche für die Geburt. Bei einer Hausgeburt würdet ihr ebenfalls die Punkte mit der Hebamme durchgehen, doch sind hier, ähnlich wie im Geburtshaus, viele Dinge ohnehin Teil der Arbeitsweise. Trotzdem sollte im Vorfeld alles angesprochen werden, damit absolute Klarheit über eure Bedürfnisse und Wünsche besteht.

Wünsche zu haben bedeutet nicht, dass du dich nicht auf andere Abläufe einlassen kannst. Natürlich kannst du bei der Wunschliste jedes Szenario durchgehen und dazu deine wichtigsten Punkte notieren. Doch falls es zu einer Verlegung während der Hausgeburt oder der schnellen Abnabelung bei Atemproblemen des Babys kommt, ist klar, dass du diese notwendigen Maßnahmen mittragen wirst. Das kann den verantwortlichen Personen entweder in Form von einem passenden Anschreiben zu der Geburtswunschliste oder im Gespräch versichert werden. Es geht bei der Liste nicht darum gegen etwas arbeiten zu wollen oder es dem klinischen Personal besonders schwer zu machen. Das Ziel ist zu zeigen, dass ihr euch als Paar sehr genau mit der anstehenden Geburt auseinandergesetzt habt und nach euren Erfahrungen nun bestimmte Bedingungen habt, die ihr braucht, um gut gebären zu können. Wenn eine Klinik hiermit schon Probleme hätte, ist es wohl nicht die richtige. Sorge daher dafür, dass alle relevanten Personen eure Geburtswunschliste kennen und Zugriff auf sie haben.

Schwangerschaftsrituale

Um die Veränderungen in dieser besonderen Zeit der Schwangerschaft würdigen zu können, kannst du Rituale für dich finden. Rituale schaffen Sicherheit! Mit ihnen gestaltet man Übergänge, die in unserem Leben unglaublich wichtig sind. Wie wir sie gestalten bestimmt, wie gut wir mit ihnen umgehen können. Können wir uns auf die Veränderung vorbereiten und diese achtsam gestalten? Wenn uns das gelingt, nehmen wir sie auch nicht als Überforderung wahr. Wenn sie uns überrumpeln und alles viel zu schnell geht, fällt uns die Anpassung viel schwerer. Trotzdem findet man hierzulande kaum Rituale für die besondere Zeit der Schwangerschaft und Geburt. Die regelmäßigen Vorsorgeuntersuchungen könnte man als einziges festes "Ritual" bezeichnen. Dabei passiert hier ein einschneidender Prozess, der das Leben als Paar komplett verändert. Es ist der Übergang zum Eltern-Sein. Jedes weitere Kind lässt uns wieder an diesem Prozess wachsen, unsere Rollen in der Familie neu finden. Daher habe ich dir hier ein paar Beispiele zusammengestellt, die dir dabei helfen können, diese Schwangerschaft ganz bewusst zu erleben und den transformierenden Prozess zu begleiten. Du kannst dir auch eigene Rituale für dich und deine Familie suchen, mit denen ihr jeder für sich sowie auch gemeinsam diesen neuen Lebensabschnitt begleitet:

- Babybauch-Shooting mit der ganzen Familie
- Babybauch anmalen, damit wird das Baby noch sichtbarer
- „Geburts-Altar" mit Symbolen, die dich stärken (aus der Natur, Bilder, Düfte, …)
- Geburtskerze selbst gestalten (eine Anleitung dafür findest du später im Buch)
- Blessingway: eine Zeremonie im Kreis der Frauen. Du kannst diese ganz individuell gestalten oder dir professionelle Unterstützung holen

- Babyparty: dient häufig dazu, noch einmal ausgelassen mit Freundinnen zu feiern
- Schwangerschaftstagebuch: Hier kommt nicht nur das aktuelle Gewicht und der Bauchumfang hinein, sondern es sollte eher als "Gedankenbuch" genutzt werden. Auf diese Weise kannst du auch deinen inneren Prozess schriftlich festhalten und nachvollziehen. Ein Notizbuch ist hierfür ausreichend, es gibt allerdings auch spezielle Schwangerschaftstagebücher zu kaufen.
- Mein persönliches kleines Ritual: Am Ende der Schwangerschaft eine Pediküre mit meiner Schwägerin mit anschließendem Restaurantbesuch. Mit schönen Füßen und guter Laune geht es dann in die Geburt.

Wir haben selbst erst einige Rituale durch unsere Arbeit mit Schwangeren kennengelernt. Von einem Geburts-Altar oder Blessingway-Zeremonien wusste ich noch nichts, als wir das erste Mal Eltern wurden. Wir haben uns unsere eigenen Rituale in den Schwangerschaften und für die Übergänge gestaltet. In der ersten Schwangerschaft (, in der Paare häufig noch viel mehr Zeit dafür haben,) haben wir regelmäßig gemeinsam die HypnoBirthing-Entspannungsübung für Paare gemacht. Wir haben schöne Texte zur Geburt und Gedichte mit Bildern wie von Leboyer gelesen. Als unser Sohn dann ca. zehn Monate alt war, veranstalteten wir eine Willkommensfeier, bei der es eine kleine gemeinsame Zeremonie gab, zu der jeder etwas beigetragen hat. Das war sehr schön, da jeder einen Wunsch oder ein Symbol für unser Kind dabeihatte und es in unser Nest legte (daher auch der Name "nestkinder"). Es war eine große Feier im Sommer. Wir hatten eine Grillhütte gemietet und alle Familienmitglieder, Freunde und Bekannte waren eingeladen, unseren Sohn willkommen zu heißen. Auch die Plazenta nahmen wir mit nach Hause, vergruben diese und setzten ein Bäumchen darauf. Tagebuch und Babybauch-Shooting haben wir auch jedes Mal gemacht. Eine Geburtskerze gestalteten wir leider nicht, konnten jedoch zu anderen Gelegenheiten unsere Erfahrung damit sammeln. Daher im Folgenden eine kurze Anleitung.

Anleitung zur eigenen Gestaltung einer Geburtskerze

Eine Kerze selbst zu gestalten, ist eine schöne Sache. Man kann es mit dem Partner und den größeren Geschwistern tun und lässt die Vorfreude so steigen. Die fertige Kerze kann bis zur Geburt unangetastet auf dem Geburtsaltar stehen und wird am Geburtstag gemeinsam entzündet. Es gibt schöne Materialien, mit denen gearbeitet werden kann. Ich gebe euch hier eine Anleitung, wie wir eine schöne Kerze zum Abschied unseres Sternenkindes (unserem Pflegebaby) und zu unserer Hochzeit gestaltet haben.

Die Kerze bekommt ihr wohl nirgends so günstig wie bei IKEA. Hier könnt ihr euch für eine Größe entscheiden. Wir haben die größte und dickste Kerze in cremeweiß genommen und uns auch gleich einen Untersetzer ausgesucht, auf dem sie hinterher stehen kann.

Was uns sehr gut gefallen hat, war die Arbeit mit dem Verzierwachs. Wir haben unseres von Rayher bei Amazon[8] gekauft. Hier waren zehn Platten mit verschiedenen Farben enthalten. Aus diesen Platten lassen sich Formen, Symbole, Buchstaben, u.ä. schneiden. Ein spitzes Küchenmesser reicht dafür aus. Man kann auch oben oder unten eine Bordüre damit gestalten.

Wer lieber mit Stiften arbeitet, kann spezielle ‚Candle-Pens' mit Flüssigwachs verwenden. Hier gibt es häufig ganze Sets mit Schablonen u.ä. Nach unserer Erfahrung ist es schwierig, damit wirklich akkurat zu verzieren, aber das ist sicher Übungs- und Geschmackssache. Wird mit den Stiften gearbeitet, muss vorher gut überlegt sein, wie die Kerze aussehen soll, da das Flüssigwachs nicht mehr berührt werden darf und erst trocknen muss.

Als Idee: Auf unserer Hochzeitskerze haben wir mit den Wachsplatten Blumen mit grünen Ranken auf der einen Seite, und unsere Namen mit Datum und Herzen auf der anderen Seite gestaltet.

Die Abschiedskerze hat oben und unten unterschiedliche Bordüren. Im oberen Bereich gibt es eine große Sonne und in der Mitte ist der Name unseres Sternenbabys.

Ihr könntet auf die Kerze auch einen Herzenswunsch schreiben, den ihr eurem Kind mit auf seinen Lebensweg geben wollt.

Die Kerze kann euer Kind zu seinen/ihren besonderen Ereignissen, wie Geburtstage, Feiertage, große Übergänge im Leben, begleiten oder einfach zwischendurch als Tröster, zum Einschlafritual oder aus purer Freude am Leben angezündet werden!

Viel Spaß beim Gestalten!

---

[8] https://link.geburtspsychologie.de/1Gbi

Der Gastbeitrag von Anna Lagodka: "Die belastende Geburtserfahrung als Chance" passt sehr gut ergänzend zu diesem Kapitel. Sie schildert, wie sie aus ihren beiden sehr unterschiedlichen Geburtserfahrung den Weg zu ihrer Berufung als Doula gefunden hat. In diesem Artikel beschreibt sie sehr schön ihre Arbeit als Doula. Somit kannst du einen Einblick bekommen, ob diese Form der Begleitung auch etwas für dich wäre. Du findest ihn in dem Kapitel „Expertinnen-Artikel".

Exkurs: Alternative Geburtsvorbereitungskurse

Mittlerweile gibt es einige alternative Methoden der Geburtsvorbereitung, die unabhängig von den durch Krankenkassen zugelassenen Kursen angeboten werden. HypnoBirthing (Marie F. Mongan), FlowBirthing (Kristina Rumpel), Positive Birth (Jasmin Nerici), Die Friedliche Geburt (Kristin Graf) sind ein paar der mir bekanntesten Ansätze. Es werden aber noch einige weitere individuelle Wege zu einer positiven Geburtserfahrung von vielen anderen Frauen angeboten. Gemeinsam haben alle das Ziel, Mutter und Kind zu einer positiven Geburtserfahrung zu verhelfen. Dafür begleiten sie Frauen zu ihrer Selbstbestimmtheit und integrieren auch den Partner als Teil der Erfahrung.

Das Wissen, auf das sich diese Methoden stützen, ist häufig nicht neu. Jede Begründerin hat dazu geforscht und die Kernstücke auf ihre Art und Weise zusammengetragen und für die Frauen zugänglich gemacht. So hat jede Frau die Möglichkeit, sich dieses Wissen in der für sie passendsten Weise anzueignen.

Für viele Frauen kann es überfordernd sein, sich zu entscheiden, mit welcher Methode oder welchem Kurs sie sich vorbereiten möchten. Die Themen dieser Angebote überschneiden sich in vielen Bereichen. Wie führt Entspannung während der Geburt zur Schmerzlinderung? Wie kann ich dies schon während der Schwangerschaft lernen? Was sagt mir mein Mindset über Geburt und wie kann ich es verändern?

Alternative Geburtsvorbereitungskurse sind Privatleistungen. Manchmal kann etwas durch die Betitelung als Präventionskurs von den Krankenkassen erstattet werden, das ist jedoch immer im Einzelfall zu klären.

Das Besondere an dieser Art von Kursen ist auch, dass sie zwar von Hebammen angeboten werden können, aber nicht müssen. Kursleiterin kann häufig jede Frau werden, die andere Frauen zum Thema Geburt unterstützen und vorbereiten möchte. Ich erinnere mich noch an meine Ausbildung zur HypnoBirthing-Kursleiterin. Die Gruppe war sehr gemischt und es waren viele Frauen dabei, welche die Methode selbst zum Gebären angewandt haben und danach so begeistert waren, dass sie dies an andere Frauen weitergeben wollten. Daher bringt natürlich auch jede Kursleiterin ihren ganz eigenen Hintergrund und ihren individuellen Schwerpunkt mit ein. Das Wissen rund um den Geburtsablauf wird häufig trotzdem vermittelt, wobei alle medizinischen Fragen natürlich beim Gynäkologen oder mit der Hebamme geklärt werden müssen. Es geht vor allem um die mentale Vorbereitung und allem, was jenseits der Medizin von Bedeutung ist.

Es gibt aber auch noch andere Methoden, die zur Geburtsvorbereitung angewendet werden können und die nicht als Kurs zu betiteln sind. So ist die Haptonomie eine Form der Vorbereitung, die wir selbst in der zweiten Schwangerschaft sehr genossen haben. Diese Form der Begleitung findet in Paarsitzungen statt und obwohl es vornehmlich um den Kontakt zum Baby durch (innere) Berührung geht, lernt man doch alles Nötige für eine Geburt in Verbindung mit seinem Kind.

Ähnlich verhält es sich mit der Bindungsanalyse, die ich ebenfalls im Kapitel zum pränatalen Bonding erwähnt habe. Es ist eine sehr tiefgreifende Arbeit, die mit einem Geburtsvorbereitungskurs nicht zu vergleichen ist. Bei der Bindungsanalyse wird der Mutter ermöglicht, in einem sicheren Rahmen und in tiefem Kontakt zum Baby auch eigene (alte) Gefühle zu erleben und zu integrieren. Auch hier können die Ergebnisse wieder für sich sprechen, da sich diese Form der Vorbereitung sehr positiv auf den Geburtsverlauf auswirkt.

Aus all dem ergibt sich mittlerweile eine große Vielfalt an Möglichkeiten, so dass jede Frau und jedes Paar das für sich Passende finden kann. Dafür muss man jedoch erst einmal herausfinden, was es alles gibt und daher informiere ich immer gerne gerade über die bindungsorientierten Angebote in der Schwangerschaft, da diese häufig nicht so bekannt, aber unglaublich wertvoll sind.

Aus diesen Erkenntnissen und der Erfahrung meiner eigenen Geburten weiß ich, wie gut sich all dieses Wissen kombinieren lässt.

In meiner zweiten Geburt habe ich geatmet, wie ich es aus dem HypnoBirthing kannte. Ich war mit meiner Gebärmutter vertraut, wie ich es aus der Ausbildung zur FlowBirthing-Mentorin gelernt hatte, bin mit einer Hand immer auf dem Bauch geblieben, um den körperlichen Kontakt aus der Haptonomie nicht abreißen zu lassen und habe innerlich mit meinem Baby kommuniziert, was ich durch die Bindungsanalyse vertieft kennenlernen durfte. Und das geschah ohne, dass ich darüber nachdenken musste. Es war im Fluss und selbstverständlich. Natürlich konnte ich zu dem Zeitpunkt bereits auf sehr viel Erfahrung und Entwicklung zurückblicken. Diese ungeplante Alleingeburt war der Ausdruck, der Gipfel meiner eigenen persönlichen Entwicklung und natürlich meiner Schwangerschaft mit dem Baby.

Daher begleite ich in meinen alternativen Angeboten die Paare, Frauen und Babys kombiniert und ganzheitlich. Es gibt einige Techniken und Methoden, die generell wirksam sind. Doch gerade bei Frauen wie dir, die mit einem sehr konkreten Erlebnis von Geburt umgehen müssen, reicht es meiner Erfahrung nach nicht aus, nur den Blick nach vorne in eine positive Zukunft zu richten. Das ist mit Sicherheit wichtig, doch viele Frauen haben dann das Gefühl, dass ihre "anderen" negativen Gefühle nicht gehört werden möchten und keinen Platz in der Schwangerschaft haben, da sie doch nicht gut für die Geburt sind. Leider ist das Ergebnis dann häufig, dass Frau von diesen während der Geburt – unvorbereitet – überrumpelt wird. Ich kenne ebenfalls Paare, die traumatische Geburten erlebt haben und sich dann im Kurs gar nicht getraut haben darüber zu sprechen, da sie alle Erstgebärenden oder Frauen mit positiven Geburtserfahrungen nicht verunsichern wollten. In diesem Fall können auch wieder die Versagensgefühle hinzukommen, die möglicherweise noch nicht ganz verarbeitet sind.

In meiner gleichnamigen "TRAUMgeburt nach TRAUMAgeburt-Begleitung" als Geburtspsychologin geht es speziell um die Vorbereitung in der Folgeschwangerschaft, ganz so, wie ich sie hier in diesem Buch beschreibe. Somit habe ich ebenfalls einen alternativen Weg zur Geburtsvorbereitung geschaffen, jedoch für eine ganz spezielle Gruppe von Frauen und Paaren, da die Fragestellungen und Bedürfnisse etwas anders sind als z. B. bei Erstgebärenden. Die Bezeichnung "Schwangerschaftsbegleitung" beschreibt es am besten, da es hier nicht nur um das Erlernen von Techniken und Methoden geht, sondern insbesondere darum, was dazwischen passiert und was sich in der Frau auftut. Diesem Prozess einen Raum zu geben, ihn zu halten und Impulse zu setzen, ist ein Hauptteil dieser Arbeit. Die Frau in ihre Selbstanbindung zu führen, um dann den Kontakt zum Baby intensivieren zu können, sind für mich die wichtigsten Bestandteile der Arbeit mit Frauen in der Folgeschwangerschaft nach Geburtstrauma.

Zu diesem Kapitel passt sehr gut der Gastbeitrag von Pia Mortimer: "Was brauchen wir für eine entspannte, schmerzarme Geburt?" Ich schätze Pias Arbeit als Frauenbegleiterin sehr und freue mich daher, dass sie dir in ihren Worten beschreibt, worauf es bei einer entspannten Geburtserfahrung ankommt. Auch dieser Beitrag ist in dem Kapitel „Expertinnen-Artikel" zu finden.

Für den Vater

Dieses Kapitel haben Anabel Galster und ihr Mann Swen gemeinsam für die Väter geschrieben, die ebenfalls Betroffene der traumatischen Geburt sind, da sie häufig hilflos und überfordert die Geburten miterleben mussten. Damit auch sie wieder mit Vorfreude und ohne Angst die nächste Geburt begleiten können.

Erkenntnisse zum väterlichen Geburtserleben

Es steht außer Frage, dass du als Vater ebenfalls Betroffener einer traumatischen Geburtserfahrung bist. Du warst bei der Geburt anwesend, du konntest deine Partnerin nicht wie gewünscht unterstützen, vielleicht hattest du sogar sehr große Ängste um das Leben deiner Frau und deines Kindes. Ein typisches Merkmal für ein Trauma ist die Todesangst (auf sich oder andere bezogen). Darum ist es sehr wichtig, dass auch du in dieser Schwangerschaft einmal schaust, was diese Geburtserfahrung mit dir gemacht hat. Du kannst es auch ganz anders erlebt haben als deine Partnerin.

- Was sind deine ersten Gedanken, wenn du an Geburt denkst?
- Was sind die ersten Bilder oder Gefühle, die dazu hochkommen?

Der Vater und sein emotionales Erleben kommen erst langsam in den Fokus der beteiligten Professionen. Bislang standen die Mutter und das Kind beim Thema Geburtstrauma im Vordergrund. Doch es wurde völlig unterschätzt, welche Auswirkungen die Geburtserfahrung ebenfalls auf den Partner und die Paarbeziehung haben kann. Das liegt unter anderem sicher daran, dass du als Mann völlig aus dem Gesundheitssystem fällst, sobald die Geburt beendet ist. Es gibt keine Anlaufstelle explizit für frischgebackene Väter, an die sie sich wenden können. Frauen haben den Gynäkologen und im besten Falle auch eine Wochenbett-Hebamme, die schwierige emotionale Zustände erfassen und an entsprechende Stellen weitervermitteln kann. Auch in der Geburtsvorbereitung und der Geburtsbegleitung wirst du als Vater als Unterstützer der Frau oder als stiller Zeuge der Geburt gesehen. Die Bedürfnisse und Emotionen des Mannes bleiben jedoch meist unberücksichtigt und spielen eine untergeordnete Rolle. Daher ist es nicht verwunderlich, dass in einer Untersuchung über die Hälfte der Männer angaben, dass ihre Erwartungen nicht erfüllt wurden und sie somit auch ein schlechteres Geburtserleben hatten (Dorsch, 2013). Daraus resultieren starke Erschöpfung, Ängstlichkeit und das Gefühl von Kontrollverlust (Dorsch, 2013). Herkömmliche Geburtsvorbereitungskurse erwiesen sich als unzureichend, um die Bedürfnisse des Mannes abzudecken.

Positiv auf das Geburtserleben des Mannes wirkten sich väterspezifische Geburtsvorbereitungskurse aus. Hier wird ihr Bedürfnis nach Individualität und einer aktiven Teilhabe an der Vorbereitung und anschließend an der Geburt erfüllt. Sie werden als ein eigenständiger Part der Familienkonstellation gesehen und bekommen einen Raum für ihre persönlichen Ängste und Gefühle (Wöckel et al., 2007; Schäfer et al., 2008). Dies scheint sie im Hinblick auf die Geburt sehr zu stärken, was sich wiederum positiv auf den gesamten Geburtsverlauf auswirken kann.

Auch interessant ist das Ergebnis, das nicht der objektive Geburtsverlauf (ob natürlich oder interventionsreich) entscheidend für das Geburtserleben des Vaters ist, sondern wie gut er sich durch die Hebamme und das geburtshilfliche Team auf der

Beziehungsebene begleitet gefühlt hat (Hildingsson et al., 2011). Daraus kannst du für dich mitnehmen, wie wichtig der gewählte Geburtsort und die Beziehung zur Hebamme auch für dein Geburtserleben ist. Umso sicherer und wohler du dich mit dem Ort und dem Team fühlst, desto wahrscheinlicher wird sich dies auf ein positives Erleben während der Geburt für dich auswirken. Dazu gehört, dass du als Mann als eigenständiger Teil des Geburtspaares wahrgenommen wirst, all deine Fragen stellen kannst und während der Geburt kontinuierlich von der Hebamme informiert wirst (Hildingsson et al., 2011).

Väter waren am zufriedensten, wenn ihre Frau wenig bis keine Schmerzen erlitten hatte. In der Untersuchung von Dorsch (2013) zeigte sich jedoch, dass eine PDA als Intervention zur Schmerzreduktion häufig als negativ empfunden wurde (als Störfaktor oder wegen der überhöhten Erwartungen an sie). Es geht vielmehr darum, dass du dich als Vater während der Geburt besonders dann wohlfühlst, wenn du das Gefühl hast, dass deine Partnerin gut auf die Geburt vorbereitet ist und gut mit den Wehen umgehen kann. Wenn du gut vorbereitet bist und weißt, was gerade geschieht und wie du deine Rolle als Unterstützer und doch individueller Teil der Geburtserfahrung einnehmen kannst, wirst auch du gestärkt aus diesem Prozess gehen können.

Muss der Vater mit zur Geburt?

In unserer heutigen Geburtskultur ist der Vater ein fester Bestandteil des Geburtsteams. Es wird selbstverständlich angenommen, dass er als Beobachter und/oder Unterstützer der Frau die Geburt miterleben möchte. Die meisten Frauen drängen darauf, dass der Mann bei der Geburt dabei ist und wünschen sich seinen Halt. Diesen kann er jedoch nur geben, wenn er sich während der Geburt ebenfalls sicher und wohl fühlt. Denn es ist so: Während der Geburt tritt die Frau in einen vorher unbekannten "Zustand" ein, ihren Geburtsmodus. Dabei ist sie sehr offen (körperlich und psychisch) und leicht zu verunsichern. Jeder, der mit Angst oder anderen negativen Gefühlen zur Geburt im Zimmer ist, kann dadurch den gesamten Geburtsverlauf beeinflussen. Du kannst dir das am besten mit Hilfe der Spiegelneuronen vorstellen. Diese in unserem Gehirn befindlichen Neuronen sorgen dafür, dass wir als "Herdentiere" die Stimmungen und Gefühlslagen unseres Gegenübers erfassen können. Dies hat in der Steinzeit unser Überleben gesichert, da wir so den Gefahren in der Gruppe viel schneller begegnen konnten. Wir merken sofort, wenn uns die Stimmung unseres Gegenübers "runterzieht" oder, wenn jemand gute Laune "versprüht". Ein Lächeln kann "ansteckend" sein und manchmal möchte man einfach mitweinen. Diese Beispiele lassen sich auch auf die Geburtssituation übertragen. Wenn du als Begleiter vor Aufregung vergisst zu atmen, wirkt sich dies ebenfalls auf deine Partnerin aus. Und wenn in dir Angst und Panik hochkommt, so schwappen auch diese Gefühle geradewegs über. Das gilt für alle Personen im Geburtsraum. Auch ein ängstlicher Assistenzarzt oder eine überforderte Hebamme können dafür sorgen, dass das System der Frau ihre Schwingungen als "Gefahr" wertet und die Geburt nicht voranbringt, weil es sicherer ist, abzuwarten. Unter der Geburt funktioniert das Gehirn so, wie vor tausenden von Jahren. Es unterscheidet nicht, ob da im wahrsten Sinne ein Säbelzahntiger steht oder ein unachtsamer, angsteinflößender Kommentar von Seiten der Hebamme/Ärztin gemacht wird. Eine falsche Berührung, ein falsches Wort können den Geburtsverlauf negativ beeinflussen oder gar zu einem Geburtsstillstand führen. Die Frau muss sich während der Geburt genauso sicher und geborgen fühlen wie in der Liebesnacht, als euer Baby entstanden ist. Sie muss loslassen und sich dem Geburtsprozess voll hingeben können. Denn wann immer sie dagegen arbeitet, wird sich auch ihr Schmerzempfinden steigern.

Bedenke, wenn du Teil einer Geburtserfahrung bist, bringst du alles in den Geburtsraum mit, was dich ausmacht. Egal, was sich in deinem Lebensrucksack befindet, positive und negative

Erfahrungen. Deine eigene Geburtserfahrung, alles, was du je über Geburt gehört, in Medien und Film gesehen hast, bringst du mit. Daher vertreten wir nicht uneingeschränkt die Auffassung, dass jeder Mann Teil der Geburtserfahrung sein MUSS. Wie auch die Frau, sollte er sich vorher seiner "Steine" im Lebensrucksack bewusst werden. Wir neigen dazu, sein Gewicht als selbstverständlich anzusehen. Manches darin beeinflusst vielleicht nicht einmal bewusst unseren Alltag. Trotzdem kann sich dies auf unbewusster Ebene, gerade bei einem so einschneidenden Erlebnis wie der Geburt, bemerkbar machen. Solche sogenannten kritischen Lebensereignisse befördern oft etwas zutage, was sonst nur im Verborgen lag. Ein wichtiger Teil deiner ganz persönlichen Vorbereitung auf die nächste Geburt ist, dir diese Dinge bewusst zu machen. Wenn nötig, mit Unterstützung. Wir durften bei unserer Arbeit schon des Öfteren miterleben, welch positiven Einfluss eine individuelle Doula-Begleitung (eine mentale und psychische Unterstützung des Paares vor und während der Geburt) auch auf den Vater hat. Wenn sie die Folgeschwangerschaft als Chance nutzten, um die letzte Geburt und die damit verknüpften Ängste und vielleicht sogar noch ältere Themen aufzuarbeiten, konnten sie sich viel leichter auf die nächste Geburt einlassen und gleichzeitig die Zeit zur Persönlichkeitsentwicklung nutzen. Die Geburtsbegleitung durch eine Doula erhöht nach einer Untersuchung von McGrath und Kendell (2008) bei beiden Partnern die Zufriedenheit mit dem Geburtserleben.

Bedenke demnach bei der Entscheidung, ob du bei der Geburt dabei sein und welche Rolle du während der Geburt einnehmen möchtest. Vielleicht ist auch dir eine mentale Unterstützung lieber, die während der Geburt sowohl deine wie auch die Bedürfnisse deiner Partnerin gut im Blick hat. Das ist bei einer Hausgeburt und im Geburtshaus mit einer vertrauten Hebamme oder durch die Begleitung einer Doula am wahrscheinlichsten. Auch ein spezieller Geburtsvorbereitungskurs ist sinnvoll, bei dem ihr als Paar, vielleicht auch in Einzelsitzungen individuell auf die Geburt vorbereitet werdet. Am wichtigsten ist jedoch, dass du mit deiner Partnerin offen darüber kommunizierst. Denn es schadet eher dem Geburtsprozess, wenn du dich wegen äußerer Anforderungen dazu gezwungen fühlst, bei der Geburt dabei zu sein und dich innerlich gar nicht bereit dazu fühlst. Es gibt Wege und Möglichkeiten, dass du dich im Verlauf der Schwangerschaft dahin entwickelst und genau das an die Hand bekommst, was du brauchst, damit du doch noch mit einem guten Gefühl bei deiner Partnerin sein kannst.

Ansonsten gibt es auch einige Aufgaben rund um die Geburt, die deiner Partnerin ebenfalls Sicherheit und Geborgenheit vermitteln. Wie das ältere Kind versorgen, sich um das leibliche Wohl der werdenden Mutter zu kümmern, die Gespräche mit der Hebamme oder der Ärztin während der Geburt zu führen und den Geburtsraum der Frau zu schützen. Das könnt ihr gemeinsam in einer guten Vorbereitung auf die Geburt für euch erarbeiten.

Was wirklich zählt: Die Verbindung zum Kind

Während der Schwangerschaft und Geburt gibt es wohl kaum etwas Wichtigeres, als die Bindung zu eurem ungeborenen Baby aufzubauen. Lerne dein Kind jetzt schon kennen. Für einen Vater ist das natürlich immer etwas anders als für die Frau, die das Baby in ihrem Bauch trägt. Es ist trotzdem so, dass je mehr du dich schon jetzt auf dein Kind einlassen kannst, desto intensiver und schöner die Zeit nach der Geburt erlebt werden kann. Denn wenn du bereits jetzt aktiv und bewusst die Schwangerschaft miterlebst, so wirst du nach der Geburt kein fremdes Baby in den Armen halten, sondern ihr beide werdet euch "wiedererkennen". Das fördert noch einmal deinen (erneuten) Prozess des Vaterwerdens. Mache hierfür die weiter vorne beschriebene Übung des "Herzfadens". Sie ist sehr leicht umzusetzen und du kannst sie zusammen mit deiner Partnerin durchführen.

Nutze diese Übung ebenfalls, um deine Partnerin während der Geburt immer wieder in Verbindung zu ihrem Baby zu bringen. Denn wenn sie in einem tiefen Kontakt zu sich, ihrem Körper und ihrem Baby steht, wird sie mit jeglichen Empfindungen leichter umgehen können. Sie bilden ein Team, was optimal zusammenarbeitet, und du kannst Teil davon sein.

Das hilft dir bei der Geburt

Im Grunde kannst du deine Partnerin und dich mit diesen "einfachen" Mitteln wunderbar während der Geburt unterstützen:

- Atme bewusst tief in den Bauch (für mehr Infos dazu, siehe Text "Geburtsatmung").
- Achte darauf, dass es dir gut geht, damit sich dies auch auf deine Partnerin positiv auswirken kann.
- Erinnere deine Partnerin während der Wehe an ihre Atmung und an die Verbindung zu ihrem Baby (finde deine eigenen Worte hierfür).
- Nimm ganz in Ruhe selbst den inneren Kontakt zu deinem Baby auf, wie du es schon in der Schwangerschaft geübt hast. Mach ihm Mut und bestärke es.
- Versorge dich und deine Partnerin regelmäßig mit Essen und Trinken, damit ihr bei Kräften bleibt. Tipp: Packe deiner Partnerin eine Sporttrinkflasche ein, so kann sie ganz unkompliziert in jeder Position trinken.
- Nimm dir Pausen, wenn du welche brauchst und wechsele dich mit der Hebamme/Doula o.a. ab. Tipp: Nutze die Pausen, um dich zu sammeln. Schüttle dich aus, hör deinen Lieblingssong und atme bewusst. Oder schließe

einen Moment deine Augen und spüre in deinen Körper, ob du angespannt bist/Verspannungen hast.

Mit der Beherzigung dieser Punkte wirst du sowohl dein positives Erleben als auch das deiner Partnerin und deines Babys fördern. Weiter unten findest du einen Erfahrungsbericht von einem Vater, der ebenfalls zwei sehr unterschiedliche Geburten erlebt und sich auf die zweite Geburt sehr intensiv vorbereitet hat.

Was ist jetzt zu tun?

Es stehen nun folgende Punkte an, um euch gemeinsam auf die bevorstehende Geburt vorzubereiten:

- Geburtsort: Besprecht gemeinsam, welche Bedingungen euer Geburtsort absolut erfüllen MUSS, damit ihr euch beide wohl damit fühlt. Wenn ihr hier sehr unterschiedlicher Meinung seid, kann eine Begleitung hilfreich sein.
- Sucht euch eine Hebamme eures Vertrauens für die Vorsorgetermine und die Wochenbettbetreuung. Es ist wichtig, dass du hier all deine Fragen stellen kannst und mit deinen Gefühlen ernst genommen wirst.
- Bereitet euch gemeinsam auf die Geburt vor. Das Buch bietet viele Möglichkeiten und beschreibt noch viele weitere alternative Formen. Auch die Aufarbeitung der letzten Geburtserfahrung ist ein Teil der Vorbereitung, damit dich diese für die jetzige Geburt nicht zu stark belastet und beeinflusst.
- Gehe regelmäßig ins Gespräch mit deiner Partnerin. Ihre Gefühle bezüglich der anstehenden Geburt können sich während der Schwangerschaft immer wieder verändern: Mal voller Vertrauen und Vorfreude und mal voller Ängste und Sorgen. Begleitet euch gegenseitig durch diese Phasen.

- Bezieht das ältere Geschwisterchen in diesen Prozess mit ein. Nehmt euch regelmäßig Familienzeit, in der ihr euch ganz bewusst mit dem neuen Familienmitglied beschäftigt (z. B. gemeinsam eine Geburtskerze basteln. Anleitung im Buch vorhanden).

Du hast in dieser besonderen Zeit einen großen Einfluss auf das Erleben deiner Partnerin. Das heißt aber nicht, dass du deine Gefühle und Bedürfnisse ganz nach hinten stellen sollst. Im Gegenteil: Viel sinnvoller ist es, wenn auch du mit deinen Gefühlen präsent bist und immer gut im Kontakt darüber mit deiner Partnerin stehst. Dann weiß sie, was dich zurzeit beschäftigt und, dass sie nicht allein in dem Prozess ist. Das sorgt für mehr Verständnis unter euch, was vieles vereinfacht.

Wir wünschen dir viel Kraft diese Schritte zu tun und freuen uns sehr, dich hier ein Stück weit inspirieren zu dürfen. Es lohnt sich und du wirst in deiner Rolle als Vater bestärkt werden! Zu diesem Thema wird von uns bald ein gesondertes Buch für die Väter erscheinen. Wenn du dich also tiefgehender damit auseinandersetzen möchtest, dann kannst du über den Verlag erfahren, wann das Buch veröffentlicht wird: verlag@nestkinder.de

Erfahrungsberichte

Ich möchte mich an dieser Stelle bei allen bedanken, die mir hier ihre Geburtsgeschichten zur Verfügung gestellt haben, um dich - die Leserin - zu inspirieren und zu stärken. Jede einzelne Geburtsreise hat meinen großen Respekt! So viel Liebe, Schmerz und Wunder wirken hier gleichzeitig. Danke, dass ihr uns daran auf diese Weise teilhaben lasst!

Mein Geburtsbericht - Natürliche Geburt nach zwei Kaiserschnitten

Elena

Anfang des Jahres 2018 bescherte uns das Schicksal eine dritte Chance, ein weiteres Wunder zu bekommen. Die Schwangerschaft war nicht ganz geplant. Nach dem anfänglichen Schock freuten wir uns sehr auf das kleine Wesen.

Für mich war von Anfang an klar, dass ich eine weitere Möglichkeit bekommen habe, eine natürliche Geburt zu erleben. Wir hatten schon zwei Jungs, die per Kaiserschnitt zur Welt kamen. Der erste war ein Notkaiserschnitt, die Herztöne setzten mehrmals aus. Deshalb ging damals auch alles sehr schnell. Es war kein schlimmes Erlebnis, aber ich war schon enttäuscht und hatte das Gefühl, versagt zu haben.

Bei der nächsten Schwangerschaft habe ich wieder versucht spontan zu entbinden. Nach mehreren Stunden/Tagen mit Eröffnungswehen und einem Geburtsstopp bei 7 cm wurde mir ein Kaiserschnitt empfohlen. Leider war ich damals fix und fertig und habe dem zweiten Kaiserschnitt zugestimmt. Auch hier war ich ziemlich traurig und enttäuscht von mir selbst, da ich es wieder nicht geschafft hatte, spontan zu entbinden. Aus diesen Gründen war auch bei dieser dritten Schwangerschaft mein Wunsch besonders groß, natürlich zu gebären. Leider hat meine Frauenärztin schon zu Beginn der Schwangerschaft von einem weiteren Kaiserschnitt gesprochen. Ich habe ihre Aussage erst mal ignoriert. Im Internet habe ich von spontanen Geburten nach zwei Kaiserschnitten gelesen – das wollte ich auch probieren.

Bei einer speziellen Untersuchung von einer anderen Frauenärztin habe ich diese auf das Thema angesprochen. Leider war sie ebenfalls von einem weiteren Kaiserschnitt überzeugt.

Als ich ab der 30. SSW wegen Urlaub und Mutterschutz zu Hause war, habe ich mich intensiver mit dem Thema auseinandergesetzt. Ich habe drei Krankenhäuser angerufen und meinen Wunsch geäußert. Es gestaltete sich schwieriger, ein Krankenhaus zu finden, als ich gedacht habe. Ich habe zwei Termine für die Vorstellung in größeren Krankenhäusern in Frankfurt bekommen. In dem Krankenhaus, in dem meine Jungs geboren worden sind, sah ich keine guten Chancen. Erst nach einem Gespräch mit einer Hebamme, die mich damals betreut und in dem Krankenhaus gearbeitet hat, rief ich dort an. Die Hebamme aus dem Kreißsaal teilte mir mit, dass das Krankenhaus meinen Wunsch unterstützen würde, doch müsste ich erst ein Gespräch mit der Oberärztin führen.

Das Gespräch war sehr frustrierend und enttäuschend. Die Oberärztin war sehr nett, aber sie hat meinen Wunsch nach einer natürlichen Geburt nicht wirklich verstanden. Es wurden nur die Risiken erwähnt und von möglichen schrecklichen Ausgängen wie meinem Tod oder dem Tod oder Behinderungen meines Kindes gesprochen. Mein Mann war sowohl bei diesem Gespräch als auch bei dem Gespräch in einem anderen Krankenhaus dabei. Er unterstütze nach wie vor meinen Wunsch.

Eine Woche nach meinem Gespräch in meinem „Stamm-Krankenhaus" war ich auf dem Schulfest meines ältesten Sohnes. Dort traf ich eine andere Mutter, die Erfahrungen mit HypnoBirthing hatte. Mit dem Thema hatte ich mich kurz auseinandergesetzt, aber da ich keinen Platz mehr bekommen hatte, hatte ich die Idee wieder verworfen. Die Mutter war von der Methode sehr überzeugt, hat früh mit dem Üben angefangen und einen privaten Kurs bei Anabel gemacht. Sie hat mich überredet, wenigstens ein Gespräch mit Anabel zu führen.

Nach zwei Tagen Überlegungen und nach Rücksprache mit meinem Mann rief ich Anabel an und machte noch in der gleichen Woche einen Termin aus. Ich hatte ja nur noch sechs Wochen. Sie hat mich schon beim ersten Gespräch motiviert, dass es einen Versuch wert ist.

So fingen wir schon beim ersten Termin mit einer Entspannungsübung an. Ich habe auch regelmäßig allein und mit meinem Mann geübt. Aber nicht nur Entspannungsübungen haben wir besprochen, sondern auch, welche Möglichkeiten mein Mann hat, mir während der Geburt mit Entspannung/Schmerzlinderung zu helfen.

Ich glaube, die Gespräche mit Anabel haben dazu beigetragen, dass ich bei der Wiedervorstellung im "Stamm-Krankenhaus" nach vier Wochen sicher war, trotz besprochener Risiken auf meinen Wunsch zu bestehen. Ich musste einige Papiere unterschreiben und jegliches Risiko übernehmen. So musste ich unterschreiben, dass ich frühzeitig erscheine und ich nicht erst bei einem Wehenabstand von drei Minuten ins Krankenhaus komme. Ebenso versicherte ich, dass ich keine

Diskussionen führen würde, sollten irgendwelche Probleme auftauchen.

141

Bis zum errechneten Termin waren es noch drei Wochen, in denen ich fleißig übte, mich mit Anabel traf und einige Videos zur Geburt nach der HypnoBirthing-Methode ansah. Meine Erwartungen nach dem Kurs und dem Üben waren unterschiedlich und wechselhaft. Ich hatte schon zwei Geburten hinter mir und die Erfahrungen kann mir keiner nehmen. Trotzdem war ich sehr zuversichtlich, dass es diesmal gut gehen könnte.

Am Abend vor dem errechneten Termin ging es los. Ich hatte Wehen, vielleicht auch Senkwehen. Ich konnte nicht schlafen. Morgens ging es wieder besser. Ich habe meine Jungs in die Schule und in den Kindergarten gebracht. Anschließend ging ich lange spazieren. Leider kamen keine Wehen. Anstatt mich auszuruhen, habe ich diverse Sachen erledigt. Abends war meine Schwiegermama da, weil eigentlich ein Elternabend in der Schule stattfand. Ich bin nicht hingegangen, da ich ziemliche Rückenschmerzen hatte. Gegen 22 Uhr gingen die Wehen wieder los. Ich musste mich entspannen und bewusst atmen, damit ich keine Schmerzen hatte.

Zwischen 2 und 3 Uhr nachts riefen wir die Oma an, damit sie kommen sollte und sind ins Krankenhaus gefahren. Im Krankenhaus gab es das normale Prozedere: CTG anlegen, warten auf die Ärzte. Nach ca. zwei Stunden kam ein Arzt. Er musste mich untersuchen. Dabei stellte er fest, dass mein Muttermund nur auf einen Zentimeter geöffnet war. Wehen hätte ich, aber die waren nicht knackig genug, damit sich der Muttermund öffnete. Das war so frustrierend. Dabei waren es für mich schon ziemliche Schmerzen. Uns wurde empfohlen spazieren zu gehen, zu entspannen und in ca. vier Stunden wieder zu kommen. So verbrachten wir Stunden mit spazieren gehen, frühstücken, spazieren gehen, sitzen und reden. Mein Mann war ganz toll und hat mich unterstützt, mir Mut zugesprochen, meine Hand gehalten, den Rücken massiert.

Nach der abgelaufenen Zeit sind wir wieder ins Krankenhaus zurückgegangen. Wieder dasselbe Prozedere: CTG machen und warten. Nach der Untersuchung durch einen Arzt war ich mit der Welt fast am Ende. Der Muttermund war erst bei zwei Zentimetern und meine Kräfte ziemlich unten. Es wurde uns empfohlen nochmal nach Hause zu fahren und zu entspannen. Ich bekam noch ein Buscopan-Zäpfchen. Gegen Mittag waren wir zurück. Oma hat die Kinder abgeholt und zu sich genommen, damit ich mich entspannen konnte. Ich war auch ziemlich fertig und bin gleich eingeschlafen. Leider hat mein Schlaf nicht lange gedauert. Durch eine Wehe bin ich hochgeschreckt und konnte mich erst nicht entspannen. Anschließend habe ich erstmal geheult. Dann bin ich in die Badewanne zur Entspannung. Ich war bestimmt eine Stunde in der Badewanne, habe Musik gehört und habe versucht, die Schmerzen wegzudenken. Oder am besten gar nicht zu denken. Ich habe auch die Entspannungsaudio vom HypnoBirthing gehört. Die Schmerzen waren da, aber vielleicht weniger intensiv.

Irgendwann rief ich meinen Mann an, der im Büro war. Er kam zu mir, hat mir etwas zu Essen gemacht und hat versucht, mich abzulenken. Die ganze Zeit hatte ich Wehen, sodass ich nicht schlafen konnte. Gegen Abend war meine Moral ziemlich am Ende und wäre ich in dem Moment im Krankenhaus gewesen, hätte ich einem Kaiserschnitt zugestimmt.

Aber mein Mann redete mir ins Gewissen und hielt mir meinen Wunsch vor Augen. Er legte sich hin. Die Kinder waren bei Oma. Ich ging ins Bad, machte nochmal ein Heublumen-Sitzbad und schaute mir ein Video zur Ablenkung an. Dann schrieb mir meine Freundin eine Nachricht zur Aufmunterung, weshalb ich wieder sehr weinen musste.

Wir haben etwas hin und her geschrieben. Sie hat auch zwei langwierige Geburten hinter sich, aber spontane Geburten. Ich war hin- und hergerissen. Mir war bewusst, dass es normal ist und die Frau ein wunderbares Geschenk dafür bekommt.

Wir sind gegen 22:30 Uhr wieder zum Krankenhaus aufgebrochen. Die Hebamme, die uns empfing, war auf dem Sprung. Sie hätte eigentlich schon längst Schichtwechsel gehabt, aber es war ziemlich viel los. Die diensthabende Hebamme war noch bei zwei Kaiserschnitten. Wir bekamen den Wehengürtel angelegt und das CTG legte los. Jetzt beschäftigte uns die Frage, ob wir aufgrund der beschäftigten Hebammen Ruhe zu erwarten hatten oder, ob man kurzen Prozess machen und uns zu irgendwas überreden würde?!

Irgendwann kurz vor Mitternacht kam die diensthabende Hebamme. Es war die Hebamme, die bei unserem kleinen Sohn dabei war und sie konnte sich noch an uns erinnern. Wir sagten ihr gleich zu Beginn, dass wir es wirklich mit der spontanen Geburt versuchen möchten.

Irgendwann kam eine junge, übermüdete Ärztin und untersuchte mich. Mein Muttermund war bei vier Zentimetern, was sehr frustrierend war. Leider konnten wir das Vorzimmer nicht verlassen, weil alles belegt war. Dafür waren wir fast die ganze Zeit allein. Trotz Entspannungsübungen musste ich zwischendurch leise schreien oder schimpfen. Auch wenn Anabel mir beigebracht hatte, dass ich diese Energie zur Entspannung nutzen kann.

Kurz nach 2 Uhr nachts durften wir endlich in ein Entbindungszimmer. Da ich schon sehr erschöpft war, bat ich um eine homöopathische Infusion. Mein Mann war dagegen, ich konnte aber eigentlich nicht mehr länger ohne. Das Zimmer war gemütlicher. Mir wurde warm, ich wollte nur noch schlafen. Entgegen der Befürchtungen meines Mannes hatte ich weiterhin Wehen. Mir war schlecht und ich musste mehrmals spucken. Er war daher ziemlich beschäftigt. Er musste das Spuckschälchen halten, im nächsten Moment hatte ich eine Wehe und er musste mir auf den Steiß drücken. Oder massieren. Leider waren die Herzschläge von meiner Kleinen häufig weg, wenn ich mich hinlegen wollte. Deshalb musste ich im Vierfüssler-Stand bleiben oder unbequem sitzen. Die angehende Hebamme hat sich nur selten blicken lassen, eigentlich nur, wenn die Herzschläge weg waren. Ansonsten waren wir wieder allein. Wahrscheinlich ein glücklicher Zufall. Ich frage mich heute, woher ich die Kraft genommen habe, weil eigentlich dachte ich zwischendurch, dass ich es nicht mehr aushalten kann! Mein Mann war mein Anker, obwohl er selbst so müde war, munterte er mich auf, gab mir etwas zu essen und vor allem zu trinken.

Gegen 4 Uhr dachte ich, dass die Fruchtblase geplatzt war. Aber nein, es waren Blutungen. Dann kam die Hebamme und untersuchte mich. Mein Muttermund war bei 8 cm. Einerseits war ich überglücklich, die 7cm-Grenze überwunden zu haben (bei beiden Jungs war bei 7 cm Schluss), und andererseits fragte ich mich in diesem Moment, wie lange ich wohl noch für die restlichen 2 cm brauchen würde? Aber dann sagte die Hebamme, dass der Gebärmutterhals ganz offen wäre und sie das Köpfchen schon fühlen könnte. Sie meinte, dass wir endlich in ein richtiges Entbindungszimmer mit Badewanne umziehen könnten. Aber in die Badewanne zu gehen, würde sich laut ihrer Aussage nicht mehr lohnen. Das klang für mich gut, auch wenn ich nicht mehr in die Badewanne gehen konnte.

Der Umzug gestaltete sich etwas schwierig, auch wenn es nicht weit war. Aber ich hatte jetzt jede Minute Wehen. Im Entbindungszimmer wollte ich eigentlich den Gebärhocker nehmen, aber dazu hatte ich keine Energie. Ich hielt mich an der Sprossenwand fest oder nach vorne gebeugt, so konnte mein Mann mich besser unterstützen.

Die Hebamme war auch in diesem Zimmer zu Beginn häufig weg, bis mein Mann sie bat, jetzt doch endlich da zu bleiben. Ich glaubte, die richtigen Presswehen gingen los. Aufgrund meiner fehlenden Kraft und weil die Herztöne zwischendurch aussetzten, stimmte ich zu, mich auf den Gebärstuhl zu legen, auch wenn es die schlechteste Position fürs Gebären ist. Dann kam die Ärztin dazu. Aber eigentlich war alles in Ordnung. Das richtige Pressen hat nicht immer gut funktioniert. Aber als die Hebamme zur Ärztin sagte, dass das Fruchtwasser grün sei, wusste ich, dass meine Kleine Stress hatte. Die Hebamme bestätigte meinen Verdacht und das gab mir nochmal eine besondere Energie, die man schwer beschreiben kann. Und zwei Presswehen später war meine Klara um 5:52 Uhr da.

Ich war so überglücklich. Klara wurde mir gleich auf die Brust gelegt und ich musste weinen. Ich habe mich bei der Hebamme bedankt, dass sie mir dieses Gefühl ermöglicht hat. Das Schicksal hat dabei kräftig nachgeholfen und die Hebammen/Ärzte an diesem Abend/dieser Nacht ziemlich beschäftigt.

Ich durfte nach einer kurzen Kuscheleinheit die Nabelschnur durchschneiden. Mein Mann hat sich nicht getraut oder wollte mir die Freude überlassen. Die Nachgeburt kam auch ziemlich schnell. Klara wurde untersucht und mir dann wieder auf die Brust gelegt. Ich musste genäht werden. Mein Mann hat in der Zwischenzeit unsere Jungs und die Großeltern informiert.

Es fand ein Schichtwechsel statt und die neue Hebamme beglückwünschte mich zu meiner Leistung. Sie teilte mir mit, dass alle Betten belegt sind und und fragte mich, ob wir nicht nach einer Schlafpause nach Hause gehen möchten? Nach Rücksprache mit meinem Mann und Oma entschieden wir, nach einer Schlafpause nach Hause zu gehen. Dies war unsere zweitbeste Entscheidung an diesem Tag. Die beste Entscheidung war dieses Geburtserlebnis entgegen den Vorhersagen der Ärzte zu wagen.

Ich bin Anabel sehr dankbar, die dazu beigetragen hat. Mein größter DANK gilt meinem Mann, der mich so großartig unterstützt hat und das von Anfang an. Ohne ihn hätte ich das nicht geschafft.

Anmerkung: Es war spannend Elena in der kurzen Zeit, die wir noch bis zur Geburt hatten, begleiten zu dürfen. In ihrem Fall war es genau richtig, dass die beiden während der Geburt viel Ruhe hatten und sich gemeinsam durch die Geburt arbeiten konnten. Obwohl vorher so viele Aussagen gegen eine natürliche Geburt gesprochen haben, hat sich der tatsächliche Geburtsverlauf dann als sehr gesund und normal dargestellt. Ich bin sehr froh darüber, dass die Klinik offen für ihren Geburtswunsch war und trotz Bedenken die Geburt in ihrem natürlichen Verlauf unterstützt hat.

Meine Traumgeburt

Carina

Ich beschreibe in meinem Beitrag, wie ich nach meiner traumatischen ersten Geburt eine tolle Schwangerschaft und Geburt meiner dritten Tochter erleben durfte.

Die Geburt meiner ersten Tochter war für mich und meine Geburtsbegleiter sehr traumatisch und die Folgen begleiten mich bis heute. Mir war daher klar, dass ich mein zweites Kind sehr schnell oder nie kriegen würde. So kam mein zweites Wunschkind nur eineinhalb Jahre nach meiner ersten Tochter mittels eines geplanten Kaiserschnittes zur Welt. Die Geburt verlief komplikationslos, genauso wie der Heilungsverlauf, sodass ich mein Mutterdasein mit meinen Kindern in vollen Zügen genießen konnte.

Ich hatte in Gedanken meine Kinderplanung schon komplett abgeschlossen, bis eines Tages die Übelkeit einfach nicht mehr verschwinden wollte. Nachdem auch der dritte Schwangerschaftstest positiv war und der Arzt schließlich die Schwangerschaft bestätigte, stand meine Welt erstmal Kopf. Die ersten Wochen kreisten nur um die Fragen, wie ich drei Kinder und meinen Job unter einen Hut bringen könnte, wie ich allen gerecht werden sollte und ich hatte große Angst davor, wie ich das Kind zur Welt bringen würde. Die Bilder der ersten Geburt waren auf einmal wieder ständig präsent und beherrschten meine Gedanken. Sie waren so stark, dass ich mich kaum auf mein Baby freuen konnte. Da wurde mir klar, dass ich dieses kleine Wunder als Chance sehen wollte. Als Chance, mein Trauma zu bewältigen und die Schwangerschaft und Geburt voll zu genießen. Die Frage war nur, wie mir das gelingen sollte.

Ich durchforstete das Internet und stieß schließlich auf Erzählungen von Müttern, die ihre Schwangerschaft und Geburt begleitet durch eine Doula erleben durften. Der Gedanke, eine

Doula an meiner Seite zu wissen, gefiel mir so sehr, dass ich mich schließlich an Anabel Galster wandte und sie bat, meine Doula zu sein. Gleich im ersten Schwangerschaftsdrittel hatten wir unseren ersten Termin und es tat mir so gut, ihr von meiner ersten Geburtserfahrung und meinen Ängsten zu berichten. Endlich hatte jemand Verständnis für meine Gefühle und ein offenes Ohr für alle meine Gedanken. Sie stellte mir die Methoden des HypnoBirthing und FlowBirthing vor und langsam wuchs in mir die Zuversicht, dass ich das schaffen könnte.

In der folgenden Zeit las ich viel über die Methoden und übernahm die Praktiken, die zu mir passten. So konnte ich meine Schwangerschaft jeden Tag mehr genießen, eine Bindung zu meinem Baby aufbauen und eine Nähe, die ich mir kaum hätte vorstellen können. Anabel war dabei stets an meiner Seite und half mir, mein Selbstvertrauen aufzubauen und an meinem Trauma zu arbeiten. Zudem unterstützte sie mich dabei, herauszufinden, was ich wollte und was ich brauchte, um mich auf meine selbstbestimmte Geburt vorzubereiten.

Ich entwarf ein Bild meiner Traumgeburt und machte mich auf die Suche nach einem Geburtsort, an dem ich meine Traumgeburt erleben wollte. Zusammen mit meiner Doula fand ich schließlich meinen Geburtsort, der mir alle meine Wünsche erfüllen konnte, trotz meiner sehr komplexen medizinischen Vorgeschichte und dem damit einhergehenden hohen Geburtsrisiko. In intensiven Gesprächen durfte ich alle meine Wünsche und Vorstellungen äußern und wir versuchten zusammen, einen für mich passenden Geburtsplan zu entwerfen. Für mich war es sehr wichtig, alle Rahmenbedingungen vorher genau zu kennen und zu planen, um mich entspannt auf die Geburt freuen zu können.

Ich bastelte mit meinen Töchtern ein Geburtsplakat mit all meinen Mantren zur Entspannung und zum Kraft schöpfen und eine Geburtskerze, die während der Geburt meinen Mädchen zu Hause Kraft geben sollte. Ich meditierte so oft es ging und lernte

149

die Atem- und Entspannungsübungen. Und auch wenn ich bei Weitem nicht so oft wie gewünscht dazu kam, fühlte ich mich jeden Tag ein bisschen besser auf die Geburt vorbereitet. Doch trotz allem gab es auch immer wieder schlechte Tage. Tage, an denen ich zweifelte. Tage, an denen ich nicht wusste, wie ich noch eine normale Geburt überstehen sollte. Tage, an denen ich mir einfach nur einen geplanten Kaiserschnitt wünschte. Planbarkeit und Sicherheit sind für mich im Alltag enorm wichtig und so war meine größte Lernaufgabe, anzunehmen, dass all das bei einer natürlichen Geburt nicht möglich ist.

So kam es schließlich bei meiner Geburt auch komplett anders als geplant. Die Wehen wollten partout nicht einsetzen und wir warteten bis ET +12 ehe wir uns final doch für eine Einleitung entschieden. Es stand zwar bereits seit dem errechneten ET aus verschiedenen medizinischen Gründen eine Kaiserschnittentbindung im Raum, die Klinik ließ mir dennoch die Zeit, selbst in die Geburt zu finden. Die Einleitung blieb leider über zwei Tage ohne Erfolg, was für mich ein Auf und Ab der Gefühle bedeutete, sodass wir uns am ET +14 für eine Kaiserschnittentbindung entscheiden mussten. Ich werde dabei nie vergessen, welche Erleichterung ich dabei verspürte, als die Entscheidung endlich getroffen und ausgesprochen war.

Auch wenn diese Art der Entbindung absolut nicht meiner geplanten Traumgeburt entsprach, fühlte ich tief in mir, dass dieser Weg für mein Baby und mich genau der Richtige war. Der Kaiserschnitt wurde für den Nachmittag angesetzt, so dass ich noch genügend Zeit hatte, um mit meinem Baby in Kontakt zu treten und mit ihm die Veränderungen „zu besprechen". Wir fühlten uns beide sehr gut und gingen vollkommen unaufgeregt und voller Vorfreude in den OP. Mein Mann durfte uns begleiten und so kam mein kleines Wunder zwar nicht auf dem „natürlichen Weg", aber dem für uns richtigen Weg zur Welt.

Noch heute stehe ich gerne vor meinem Geburtsplakat, lese meine Mantren und schaue mir all die liebevollen Details an, die meine Töchter mit mir gestaltet haben. Auch wenn ich sie nicht für meine Geburt primär nutzen konnte, so geben sie mir selbst heute noch Kraft und Mut und zeigen mir, dass auch nach einer traumatischen Erfahrung eine traumhafte Geburt möglich ist. Ich genieße heute mein Leben nach dem Motto von Erich Fromm: „Glück ist kein Geschenk der Götter, es ist die Frucht der inneren Einstellung."

Anmerkung: Die Zusammenarbeit mit Carina hat mir viel Freude gemacht, da wir darüber hinaus viel gemeinsam haben. Ihre Geschichte zeigt sehr schön, dass es auch andere Formen der TRAUMgeburt gibt. Denn, dieses Erleben ist individuell und kann nur von Mutter und Kind "bewertet" werden. Der Geburtsmodus ist nicht gleichbedeutend mit *Traum* oder *Trauma*!

Mein Weg zur Traumgeburt

Tatjana

Ich bin 34 Jahre alt, Mutter von zwei Kindern: einem bezaubernden Sohn und einer wundervollen Tochter. Ich habe eine sehr traumatische und eine sehr schöne Geburt erleben dürfen bzw. müssen. Ich bin Sozialpädagogin und habe zusätzlich die Heilerlaubnis nach dem Heilpraktikergesetz für Psychotherapie. Mit meinem Mann bin ich seit drei Jahren verheiratet und seit über elf Jahren zusammen.

Ich erzähle in meinem Beitrag über meine Erfahrungen, die ich während der beiden Geburten meiner Kinder gemacht habe. Es handelt sich hier um eine sehr traumatische und eine sehr schöne und selbstbestimmte natürliche Geburt. Ich beschreibe auch, wie ich mich auf die Geburten vorbereitet habe und was mir geholfen hat.

Vor etwa drei Jahren (Februar 2017) wurde ich zum ersten Mal schwanger. Wir freuten uns so sehr und für mich war von Anfang an klar, dass ich mir eine natürliche Geburt wünsche und ein Kaiserschnitt nicht in Frage kommt. Meine Mutter erzählte mir immer, wie wundervoll sie die Geburten von mir und meinem Bruder fand und das eine natürliche Geburt ein absolut magisches Erlebnis sei. Mit diesem Bild einer Geburt bin ich aufgewachsen und so passte das Konzept des HypnoBirthing absolut zu mir und meinen Vorstellungen. Auch mein Mann konnte sich mit diesem Konzept anfreunden und besuchte mit mir einen entsprechenden Kurs.

Mein Mann und ich bereiteten uns intensiv auf die Geburt vor, meditierten zusammen, machten unsere Übungen, schauten uns Kliniken an und entschieden uns bewusst für eine Klinik ohne integrierte Kinderklinik. Ich besuchte einen Yogakurs für Schwangere und gemeinsam besuchten wir noch einen Standardkurs zur Geburtsvorbereitung in unserer Geburtsklinik.

Diesen Kurs hätten wir uns allerdings sparen können, denn Beschreibungen wie: „Eine Geburt fühlt sich an, wie wenn man eine Melone kacken würde!" war nun wirklich nicht unseren Vorstellungen entsprechend.

Durch die Fokussierung auf eine ganz natürliche, interventionsfreie und schmerzarme Geburt haben wir die Möglichkeit bzw. die eventuelle Notwendigkeit eines Kaiserschnittes völlig außer Acht gelassen.

Soweit so gut.

Meine Schwangerschaft verlief zunächst ganz normal. Bis auf schlimmes Sodbrennen ging es mir gut. Etwa ab Mitte der Schwangerschaft lagerte mein Körper immer mehr Wasser ein. Auch mein Bauch war wirklich groß. Meine Frauenärztin erklärte mir, dies sei normal, denn ich hätte ein großes Kind, viel Fruchtwasser und es sei ein heißer Sommer. Meine Frauenärztin tat diese Faktoren in der gesamten Schwangerschaft ab, auch als ich Eiweiß im Urin hatte und der Blutdruck anstieg. Zum Glück hatte ich eine ganz wundervolle Hebamme an meiner Seite, die diese Symptome ernst nahm und mir sagte, ich solle sofort in die Klinik fahren, wenn der Blutdruck noch mehr steigen sollte. Leider war dies dann acht Tage vor dem errechneten Entbindungstermin soweit. Im Krankenhaus wurde die Diagnose Präeklampsie gestellt, auch bekannt als Gestose oder umgangssprachlich Schwangerschaftsvergiftung. Mir wurde gesagt, dass wir die Schwangerschaft nun beenden müssten, da es sonst für das Baby und mich gefährlich werden könnte. Eine weitere Aufklärung fand nicht statt und es wurde auch nicht über Alternativen zur Einleitung geredet oder was das alles für die Geburt bedeuten kann. Leider waren mein Mann und ich so überrumpelt und voller Sorge, dass wir gar nicht in der Lage waren nachzufragen, was alternativ möglich wäre. Fünf Tage lang wurde ich eingeleitet ohne durchschlagenden Erfolg. Ich hatte zwar Wellen, aber die waren nicht muttermundswirksam.

Erst an Tag sechs kam es um etwa 2 Uhr morgens zum Blasensprung und mit jedem Schwall Fruchtwasser, das ich verlor,
wurden die Wellen intensiver und die Abstände kürzer. Es dauerte nicht lange und die Wellen überrollten mich, da sich ein
Wehensturm bildete und ich nicht mehr in der Lage war, dies
zu veratmen. Ich war währenddessen völlig allein im CTG-
Zimmer. Mein Mann war zu Hause und mir wurde gesagt, dass
ich ihn auch noch nicht anrufen müsste, denn es würde noch
dauern. Dass ich mich während der Wellen bewegte, schien der
Hebamme nicht zu gefallen, denn so konnte das CTG nicht richtig aufschreiben und die flachen Herztöne meines Sohnes miss-
fielen den Hebammen schon die ganzen sechs Tage lang, dabei
ist mein Sohn einfach immer eingeschlafen, wenn das CTG geschrieben wurde. Ich fragte nach einem Bad zur Entspannung,
aber es dauerte mehrere Stunden bis mir dies tatsächlich angeboten wurde. In der Zwischenzeit war mein Mann zu mir gekommen und es kam eine Ärztin zu mir mit den Worten: „Hallo
ich habe gehört, dass Sie gerne mit HypnoBirthing entbinden
wollen!" Zu diesem Zeitpunkt waren die Wehen des Wehen-
sturms so unerträglich geworden und man hatte mir nichts angeboten zur Schmerzlinderung oder mich beim Veratmen unterstützt o.ä. So dass ich sagte: "dafür ist es wohl jetzt zu spät,
ich will eine PDA!". "Ok", sagte die Ärztin und ging. Es wurde
auch jetzt nicht mit mir geredet oder versucht, mich wieder zurück auf meinen natürlichen und interventionsarmen Weg zu
begleiten. Die ersten Stunden der Geburt fühlten mein Mann
und ich mich sehr allein gelassen. Der Muttermund war schnell
vollständig eröffnet, aber nach dem Legen der PDA gingen die
Wellen weg und es kam zu einem Geburtsstillstand. Generell
war die Situation im Kreißsaal sehr stressig, denn immer wieder
zeigten sich die Ärzte besorgt über das CTG, doch mehrere
Blutabnahmen an der Kopfhaut meines Kindes zeigten, dass es
ihm super ging. Alle Gynäkologen, die an diesem Tag im
Dienst waren, waren irgendwann bei uns im Kreißsaal und
schauten sich das CTG und die Blutwerte an. Es wurde immer
wieder in unserem Beisein über uns geredet, aber wenig mit

uns. Mein Mann und ich waren nach sechs Tagen im Kranken-haus mit Sorgen, Dauerüberwachung am CTG und wirkungslo-sen Wellen völlig erschöpft und alles lief an uns vorbei wie in einem Film. Wir waren nicht dazu in der Lage, unsere Wünsche einzufordern oder nach Alternativen zu fragen bzw. die vorge-schlagenen Interventionen zu hinterfragen. Zwar waren alle nett zu uns und besonders die beiden Assistenzärzte waren sehr em-pathisch, aber als der Chefarzt hinzugezogen wurde, hatten die beiden nicht mehr viel zu melden. Uns wurde gesagt, dass wir noch eine Stunde Zeit bekommen und dann ein Kaiserschnitt gemacht werden müsste. Ich weinte und sagte, ich wollte keinen Kaiserschnitt, aber mir wurde nach der Stunde gesagt, dass jetzt entweder der Kaiserschnitt gemacht werde, bei dem ich wach-bleiben könnte, oder dass wir warten würden, bis die Herztöne abfielen, und ich dann in Vollnarkose gelegt werden müsste. Also stimmte ich dem Kaiserschnitt unter Tränen zu. Mein Mann war mit im OP und mein Sohn wurde auf die Welt geholt. Ich durfte ihn kurz sehen, die Hebamme hielt ihn mir für einen schnellen Kuss und einen kurzen Blick hin, dann war er weg und kam erst gebadet wieder zurück, in den Armen meines Mannes. Plötzlich wurde es hektisch und die Oberärztin wurde laut. Ich fragte, was los sei, und man sagte mir, es sei alles gut. Scheinbar hatte man vergessen, dass das grüne Tuch vor mir nicht schalldicht war und ich alles hören konnte. Mein Mann wurde ohne große Erklärungen aus dem OP geschickt zusam-men mit meinem Sohn. Sie wurden im Kreißsaal abgestellt, al-lein, ohne irgendeine Info. Mein Mann wusste nicht, was pas-sierte und, ob ich das überleben würde. Mir erklärte man irgend-wann, dass ich viel Blut verlöre, weil meine Gebärmutter sich nicht zusammenziehen würde und diese nun vom Chefarzt mit einer speziellen Naht zusammengenäht werden müsste. Ich be-gann stark zu Zittern und dieses Zittern dauerte sehr lange an. Auch als ich aus dem OP zu meinem Mann und meinem Sohn kam, zitterte ich noch so stark, dass ich meinen Sohn nicht hal-ten konnte. Mein Mann brach in Tränen aus und er erzählte mir erst viel später, dass keiner bei ihm war, nicht gebondet wurde, wie versprochen, und keiner mit ihm darüber geredet hatte, was ein paar Türen weiter gerade mit mir passierte. Seine ersten Worte waren: „Schatz, ab jetzt können wir adoptieren!".

Das Erlebte war für uns beide sehr schwer zu verarbeiten, also suchten wir uns Hilfe. Ich nahm Termine bei einer Heilpraktikerin wahr, wir haben bei einer Osteopathin eine natürliche Geburt inszeniert und meine Narbe behandeln lassen, mein Mann und ich waren in einer Familienberatungsstelle und hatten Einzel- wie auch Paargespräche, um die Geburt und die schwere Zeit danach aufzuarbeiten. Es ging mir ein halbes Jahr sehr schlecht und das alles hat mich sehr belastet. Ich habe an mir und meinem Körper gezweifelt. Ich suchte mir auch eine neue Frauenärztin und ging auf Ursachenforschung, weshalb es zu einer Präeklampsie kam.

Etwas ungeplant wurde ich dann nicht ganz zwei Jahre später wieder schwanger und mir war klar, diesmal bereiten wir uns noch besser vor. Ich hatte im Internet eine ganz wundervolle Gruppe gefunden zu dem Thema natürliche Geburt nach Kaiserschnitt und las entsprechende Literatur, um über alle Möglichkeiten und Risiken Bescheid zu wissen. Ich wollte unbedingt eine Doula zur Begleitung bei der Geburt, damit wir nicht wieder in diese Hilflosigkeit geraten und all unsere Geburtswünsche ignoriert werden und keiner an unserer Seite ist, der uns beruhigt und begleitet und für uns nach alternativen Interventionen und der Notwendigkeit von Maßnahmen fragt, wenn wir dazu nicht in der Lage sind. Auch die Auswahl unseres Geburtsortes trafen wir deutlich bewusster. Leider durfte ich wegen einer nun diagnostizierten Fettstoffwechselstörung, die die Einnahme von Blutverdünnern und das Spritzen von Heparin notwendig machte, nicht im Geburtshaus entbinden und auch eine Hausgeburt kam nicht in Frage, doch ich suchte mir ein Krankenhaus, das als babyfreundlich zertifiziert ist und zudem über einen hebammengeleiteten Kreißsaal verfügt. Das war die wohl beste Entscheidung für uns. Ich war auch für drei Wochen auf einer Mutter-Kind-Kur und nutzte die Zeit, um meine erste Geburt zu verarbeiten und Kraft für die anstehende Geburt zu sammeln. Ich töpferte mir einen Elefanten, der das Krafttier für meine natürliche und selbstbestimmte Geburt sein sollte. Zudem habe ich mir wieder die Begleitung meiner alten Hebamme geholt, ging zur geburtsvorbereitenden Akupunktur und Osteopathie, machte Yoga und ging zum Schwangerenschwimmen und dank meines 2-jährigen Sohns kletterte und rannte ich bis zum Schluss der Schwangerschaft noch über sämtliche Spielplätze und Felder.

Aufgrund der Diagnose machte ich mir natürlich Sorgen, da diese einige Risiken für die Schwangerschaft, für mich und für mein Kind bedeutete und auch das Spritzen fiel mir erst nicht leicht, aber ich war fit, hatte keine Wassereinlagerungen, der Blutdruck war super und ein Beschäftigungsverbot ab der 20. Schwangerschaftswoche ermöglichte es mir, auch Pausen und Entspannung zu erlangen und Raum zu schaffen, um mich noch intensiver auf die Geburt vorzubereiten.

Ich suchte mir bewusst eine Doula, die ebenfalls Psychologin ist und mich auch schon vor der Geburt begleitete. Es war so hilfreich, meine Sorgen und Ängste mit ihr besprechen und zu ihr ein vertrautes Verhältnis aufbauen zu können. Sie machte auch Entspannungsübungen und Meditationen mit mir, besprach mit uns unsere Geburtswunschliste und begleitete uns bei allen Entscheidungen. Leider durfte sie uns letzten Endes nicht bei der Geburt begleiten, weil dank Corona nur noch eine Person in den Kreißsaal durfte, aber auch durch diese Krise begleitete sie uns und konnte mich mit Visualisierungsübungen und Meditationen wieder erden und somit mich und meinen Mann auf die neue Situation vorbereiten. Sie zeigte meinem Mann Handgriffe, wie er mir Erleichterung verschaffen kann unter der Geburt und besprach mit ihm, auf was er achten und was er tun sollte. Sie bot uns auch an, uns virtuell via Videochat durch die Geburt zu begleiten, was aber nicht nötig war, da wir diesmal ganz wundervolle Hebammen an unserer Seite hatten und eine tolle, sehr zurückhaltende Ärztin.

Unsere Doula schaffte es auch, mich zu beruhigen, als mein Kind einfach nicht kommen wollte und mir die Ungewissheit bezüglich der Corona-Bestimmungen und die Angst vor einer erneuten Einleitung zu schaffen machten. Alle Zweifel, die aufkamen, konnte sie mir nehmen. Wir hatten persönliche Treffen, Videocalls und WhatsApp-Kontakte, die uns einen regelmäßigen, persönlichen Kontakt ermöglichten bis sich meine Tochter dann an ET plus acht auf den Weg zu uns machte und an ET plus neun um 6:12 Uhr nach neun Stunden ab Blasensprung das Licht der Welt erblickte.

Der Muttermund öffnete sich schnell, soweit waren wir ja auch bei Geburt eins schon gekommen, aber dann ging es trotz starker Presswehen einfach nicht weiter. In dieser Situation wurden wir aber nicht allein gelassen, sondern mir wurden Positionswechsel vorgeschlagen, damit mein Baby besser ins und durchs Becken findet. Als meine Tochter dann den Weg gefunden hatte, reichte die Intensität der Wellen nicht aus, um sie durchs Becken zu schieben. Die Wellen kamen aber alle ein bis zwei Minuten, dieser Zustand zog sich über mehrere Stunden und war sehr kräftezehrend, aber die geübten Atemtechniken und die tolle Unterstützung durch meinen Mann und die Hebammen halfen mir dabei durchzuhalten. Am Ende musste mit ein wenig Oxytocin nachgeholfen werden und ich bekam etwas Schmerzmittel, aber dann dauerte es nicht mehr lange und ich hatte meine Tochter auf natürlichem und interventionsarmem Weg zur Welt gebracht. Mein Wunsch ging in Erfüllung und so durften wir nach einer Traumageburt unsere Traumgeburt erleben!!!

Anmerkung: In Tatjanas Bericht stecken viele Möglichkeiten, wie man sich als Paar Unterstützung nach einer belastenden Geburtserfahrung suchen kann und was für sie hilfreich war, sich noch einmal auf das Abenteuer Geburt einzulassen. Die Klinik hat hier einen großen Beitrag geleistet. Denn auch zu ihrer ersten Geburt hatten sich die beiden schon alternativ und umfangreich vorbereitet. Tatsächlich mussten wir durch die Corona-Krise sehr kreativ in der Begleitung werden. Daher habe ich kurzerhand ihrem Mann das Rebozo Tuch nähergebracht und die hilfreichsten Techniken gezeigt. Mit Hilfe der Anleitung konnte er dieses dann während der Geburt anwenden und Tatjana so unterstützen. Auch für mich war die Situation sehr aufregend, aber ich hatte schon vorher gute Erfahrungen mit der Klinik gemacht und empfand den Umgang mit unseren Bedenken im Vorfeld als sehr angenehm, unterstützend und wertschätzend. Der Geburtsort sollte sehr gut gewählt sein!

159

Ein Vater berichtet - zwei sehr unterschiedliche Kaiserschnitt-Geburten

Arne

Ich bin Arne (der große Bruder von Anabel), knapp 40 Jahre alt, vom Beruf Koch und bin gerade das zweite Mal Vater geworden. Unsere Tochter ist 6 Jahre und unser Sohn ist nun 34 Tage alt (2018).

Warum ich dir hier schreibe? Der Grund ist ein Erfahrungsbericht, damit du dich durch meine Erfahrungen inspirieren lassen kannst.

Warum der Kurs bei meiner Schwester wirklich Sinn macht?

Die Frage war: Erste Geburt und zweite Geburt - was mache ich bei der zweiten besser?

Da ich kein geübter Autor/Blogger bin, fasse ich einfach mal unsere Erfahrungen in meinen Worten zusammen.

Unsere Tochter kam mit Notkaiserschnitt im Krankenhaus früh morgens zur Welt. Dies war eine stressige Nacht, aber ich fange von vorne an, damit ihr meine Fehler erkennt und daraus lernen könnt.

Meine Frau und ich wollten ein Kind. Nach langem hin und her und knapp zwei Jahren erfolglosen Frauenarzt-Behandlungen sind wir in die Kinderklinik in Mainz gegangen und „Bam!" nach drei Monaten war meine Frau schwanger. Dann ging das Brimborium mit Shoppen, Kurse, Krankenhausbesichtigung etc. los.

Nachdem wir uns über alles informiert hatten, diverse Meinungen angehört und uns selbst viel erarbeitet hatten, hatten wir irgendwann das Motto „Kind gut, alles gut und es wird schon rauskommen". Tja, falsch gedacht!

23.04.2011

23:30 Uhr: Die Fruchtblase ist geplatzt – Frau überlegt, welche Hose sie anzieht.

00:30 Uhr: Ohne Hektik sind wir ins Krankenhaus gefahren.

01:30 Uhr: Der Muttermund ist offen.

2 Uhr: Noemi, unsere Tochter, versucht herauszukommen, Mama wird von den „Wellen" überrannt. Alles wird ausprobiert bis zur Erschöpfung.

4 Uhr: Krankenschwester ruft das OP-Team. Noemi klemmt mit dem Köpfchen auf dem Beckenboden.

5:30 Uhr: OP – Notkaiserschnitt – ich war geschockt

6:13 Uhr: Noemi kam auf die Welt. Ich war überwältigt und wenn ich an diesen Moment denke, muss ich immer noch weinen.

8:15 Uhr: Mama, Papa und Tochter sind zurück im Kreißsaal.

Danach ging es meiner Frau mental schlecht. Alles kam zusammen: im Krankenhaus sein, alleine mit dem Baby, ich schlief auf dem Hocker und musste zwischendurch noch arbeiten gehen.

Was war mein Fehler und warum ist es vermeintlich so schlecht gelaufen?

Viereinhalb Jahre später:

Uns geht es gut, wir haben viel Spaß und viele Hürden im Leben, im Alltag genommen. Wir haben beschlossen, wieder schwanger zu werden. Meine Frau war nach langen Diskussionen und Überlegungen bereit für eine weitere Schwangerschaft. Die Probleme wie Arbeit, Geld, Angst etc. waren alle geregelt und ausgeräumt (dachten wir zumindest). Dieses Mal, so dachten wir, machen wir es besser. Wir sind direkt in die Kinderklinik nach Mainz gegangen. Dieses Mal wollte es wieder nicht gleich funktionieren, sodass wir es ein dreiviertel Jahr über weiterprobieren mussten, schwanger zu werden. Danach empfahl man uns die künstliche Befruchtungen, was richtig viel Geld gekostet hätte. Meine Frau und ich haben beschlossen, dies zu lassen. Ich habe in diesem Moment wirklich mit Kind Nummer zwei abgeschlossen. Zwei Monate später hatte ich mit meiner Frau eine schöne Zeit. Drei Monate später (und der Gedanke an ein zweites Kind war inzwischen wirklich weit entfernt) eröffnete mir meine Frau, dass ich nochmal Vater werde. Bumm! Sie hat mich voll erwischt, ich konnte es nicht glauben, dass es nach all den Versuchen und ohne jegliche Behandlung auf dem ganz natürlichen Wege funktioniert hatte...

Ab jetzt dachte ich: „Mach es besser... Die Geburt ist das Einzige, was zählt. Gehe andere Wege, mach dich schlau, denn du willst diese Nacht nicht noch einmal wiederholen!" So kam ich zu meiner Schwester, die HypnoBirthing-Kursleiterin und FlowBirthing-Mentorin ist. "Geburtsvorbereitung für natürliche Geburten", das war das neue große Wort. Aber ich konnte mir nicht vorstellen, was es tatsächlich bedeutete und was es wirklich beinhaltete. Alle Kurse, die wir bei der ersten Geburt besucht haben, waren nicht hilfreich, nicht bewegend und daher nur Zeitverschwendung.

Also meldeten wir uns bei meiner Schwester zu einem ihrer 1:1 HypnoBirthing-Kurse an. Vorab, sie hat es hervorragend und toll gemacht. In den Kurs bin ich zunächst sehr skeptisch gegangen, habe aber versucht neutral zu sein.

Als Erklärung: Das Wort „Kurs" ist nicht der richtige Ausdruck. Ich würde es eher als ein Beratungsgespräch in Kombination mit Gedankenveränderung bezeichnen. Nach der ersten Sitzung hat sie mich überzeugt und seelisch, gedanklich und körperlich erfasst. Sie hat mir einen Weg zur Natürlichkeit gezeigt, den ich schon vergessen habe, sowie eine neue Betrachtungsweise zum Thema Geburt veranschaulicht.

Zusätzlich sind wir dieses Mal ins Geburtshaus Idstein gegangen. Die regelmäßigen Vorsorge-Untersuchungen haben dort durch die Hebammen stattgefunden. Von dort kam auch Anna, unsere Geburts- und Nachsorgehebamme. Auch hier muss ich die Damen alle loben für ihre professionelle und einfühlsame Leistung. Dankeschön!

Nun zum Ende/Anfang Nr. 2:

Nach all den anderen Vorbereitungen und dem ganzen Trara freut sich die ganze Familie, dass das Baby kommt und ich ganz besonders. Meine Frau ist gemischter Gefühle, da sie die letzte Geburt noch in Erinnerung hat und weiß wieviel „Arbeit" dahintersteckt. Nachmittags nach einem anstrengenden Arbeitstag, hatten wir um 17 Uhr mit Anna einen Kontrolltermin und sie stellte eine Wehe fest (die meine Frau nicht wahrhaben wollte). Ich scherzte noch mit Anna über die nächtliche Terminierung und wir einigten uns auf 22 Uhr.

23.30 Uhr: Am selben Tag kamen wir erneut ins Geburtshaus Idstein.

00.30 Uhr: Der Muttermund ist geöffnet.

02.30 Uhr: Ich scherzte mit Anna um die Halbzeit der Geburt. Meine Frau macht das toll und wir sind mittendrin.

04.30 Uhr: Unser Baby Adrian steckt fest. Er rutscht mit dem Köpfchen nicht rein – und wir machen eine Notverlegung in die Paulinen Klinik in Wiesbaden.

05.30 Uhr: Ankunft und Beratung (wir sind im Fahrstuhl stecken geblieben!); trotz allem auch hier ein riesen Lob an die Klinik und das Personal!

06.20 Uhr: OP, denn meine Frau WILL den Kaiserschnitt. Anna durfte sie weiterhin begleiten und fragte sie, ob sie es noch einmal versuchen möchte. Doch meine Frau entschied sich dagegen, da sich weiterhin nichts verändert hatte.

07.30 Uhr: Ich bin fix und fertig und muss weinen. Meine Frau blutet stark und ich muss mit meinem frisch geborenen Sohn raus aus dem OP, damit das OP-Team Platz zum Arbeiten hat.

08.00 Uhr: Bonding mit meinem Sohn. Ich sitze auf dem Geburtsstuhl. Eine Krankenschwester bringt mir einen Kaffee mit der Tasse „Lass uns die Frühschicht rocken" und die Nachricht, dass mit meiner Frau alles in Ordnung ist! Ich sag euch, ich hatte 40 Minuten lang so was von Angst um sie!

9.30 Uhr: Die Familie ist wieder vereint. Adrian hat meinen nackten Oberkörper schon gründlich abgesaugt und nach 10 Minuten hat er bei Mama angedockt und getrunken. ALLES prima!

Papa ist nun überaus glücklich, Mama total platt, aber auch überglücklich.

Adrian konnte nicht natürlich geboren werden, da er am alten Narbengewebe des ersten Kaiserschnitts nicht vorbeikam.

10 Uhr: Ich gehe Frühstück für alle holen, danach schlafen wir eine Stunde und wechseln dann vom Kreißsaal auf die Station.

Nun muss ich mich fragen: Was war der Unterschied zwischen den beiden Geburten, obwohl sie ein ähnliches Ende hatten?

Dieses Mal haben uns die Geburtsschmerzen nicht überrannt und überrascht. Die Hebammen haben uns anders beraten. Wir haben den ganzen Prozess viel intensiver wahrgenommen und konnten so auf alle Geburtsschritte bewusster reagieren. Wir haben beim ersten Mal die falschen Fragen gestellt, auch für uns. Fragen wie: „Was passiert, wenn eine Verlegung vom Geburtshaus ins Krankenhaus notwendig wird?", „Fahre ich im Rettungswagen mit?", „Reicht die Zeit?", „Kommt die Hebamme mit?", usw. sind gar nicht so wichtig. Das ergibt sich in dem Moment ohnehin. Wir haben uns auf kommerzielle Dinge fixiert, z. B. was wir kaufen müssten – das interessiert im Kreißsaal jedoch niemanden.

Was wir gelernt haben ist, pack deine Tasche RICHTIG! Nimm etwas zu essen mit, es könnte etwas länger dauern. Buch ein Krankenhaus deiner Wahl für den Notfall und geh ins Geburtshaus. Mach einen guten Kurs (wie bei meiner Schwester), denn der wird dich und dein Handeln verändern, damit ihr eine gute Geburt erleben könnt. Lass dich von Hebammen beraten. Lerne mehr über die Geburt, denn alles andere ist im Kreißsaal überflüssig (z. B. ob es ein Kinderwagen oder eine Manduka ist).

Mein Fazit ist:

Macht es zu zweit, denn die Mutter braucht Vaters Hilfe und umgekehrt. In meiner schnelllebigen Arbeit als Koch, in der immer versucht wird, Perfektion und perfektes Timing zu erlangen, soll ich mich nun auf so eine „Mutter Natur" verlassen, ohne Zeit, Termine, und Ansagen. Dies fiel mir zunächst schwer. Doch wenn ich nun mit diesem neuen Blick auf die Geburt schaue, erkenne ich die Perfektion der Natur und ihren Wert mit allen Facetten!

Abschließend sage ich, der Kurs hat mir sehr geholfen: „Mann ist gut vorbereitet und Frau noch besser"!

Liebt euer Baby, mehr braucht es nicht!

Anmerkung: Ich kann dir versichern, dass mein Bruder nicht gerade mein leichtester Klient war, da wir wirklich oft verschiedener Meinung sind. Es liegen immerhin 10 Jahre zwischen uns und ich bin nun mal das "Nesthäkchen". Ich wusste genau, dass ich ihn in der ersten Sitzung gut abholen musste, um ihn nicht zu verschrecken. Ich bin sehr froh, dass es mir gelungen ist, denn von da an war die Zusammenarbeit mit den beiden sehr intensiv und auch er nahm meine Vorschläge und Übungen dankbar an. Auch in diesem Bericht kann man schön lesen, wie unterschiedlich die Geburten bei gleichem Geburtsmodus wahrgenommen werden, wenn die Betreuung nicht nur auf medizinischer, sondern auch auf emotionaler, persönlicher und individueller Ebene stattfindet. Meine Schwägerin beschreibt die Phase im Geburtshaus bei der zweiten Geburt als nahezu schmerzfrei. Einen Zustand, den sie sich vorher niemals hätte vorstellen können.

Im Allgemeinen erlebe ich die Zusammenarbeit mit den Vätern sehr unterschiedlich. Es gibt aufgeschlossene, neugierige Väter, die Teil der Erfahrung sein möchten und dementsprechend auch an der Vorbereitung aktiv teilnehmen. Und es gibt Väter, die bis zum Schluss die Vorbereitung eher in den Händen der Frau sehen. Bei meinen Begleitungen plane ich immer ein, dass mindestens zwei oder mehr Sitzungen mit dem Partner stattfinden. Denn die Erfahrung zeigt, wie erleichternd es für die Partner ist, wenn sie wissen, was während der verschiedenen Geburtsphasen passiert und vor allem, wie sie ihre Partnerin dabei unterstützen können. Gerade Partner, die schon einmal eine traumatische Geburtserfahrung miterlebt haben, brauchen in der Folgeschwangerschaft ebenfalls einen Platz für ihre Gefühle, Gedanken und Fragen. Nur dann tragen sie ihre Ängste nicht mit in die nächste Geburt!

ABSCHLUSS

Entdecke die Heldin in dir!

In dem abschließenden Artikel, den ich dir ans Herz legen möchte, beschreibt Lucia ihre "Heldinnen-Reise" durch drei ganz unterschiedliche Schwangerschaften und Geburten. Die Botschaft ist eine Wahrheit, die jede Frau für sich finden sollte: "In jeder Geburtserfahrung steckt eine Heldinnengeschichte". Du findest ihn im Kapitel „Expertinnen-Artikel".

Jetzt bist du schon sehr weit gekommen und hast den Grundstein für deine inneren Prozesse gelegt. Nimm dir nun einen Moment Zeit. Schließe die Augen und besuche die Frau von damals, die Frau, die du warst, als du zum ersten (zweiten, dritten) Mal geboren hast. Lächle ihr zu. Nimm sie liebevoll in den Arm. Heute weißt du, was du ihr zu verdanken hast. Schick ihr ganz viel Liebe und lass sie wissen, was du durch sie alles lernen durftest. Nimm ihr die Last aus ihrem Rucksack und fülle ihn mit Blumen. Entdecke die Heldin in dir! Wir alle sind Geburtsheldinnen. Lass dich von Lucias Beitrag berühren und inspirieren.

Expertinnen-Artikel

Wie du als Mehrfachmama ein gesundes ICH entwickelst

Kristina Lunemann

Kristina Lunemann unterstützt und hilft Frauen dabei, sich in der Familienphase gesund und wohl zu fühlen. In ihrer Tätigkeit als Babybluescoach und Hüterin von Mamas Nest begleitet sie Mütter, die von ihren Erfahrungen während und nach einer Geburt überrollt oder überrascht wurden.

Sie ist selbst Mutter von zwei Kindern und weiß: "Eltern zu sein ist nicht leicht. Eine Geburt ist ein sehr individuelles Ereignis, das dein Leben völlig auf den Kopf stellt." (https://babybluescoaching.de/)

Die Wahrscheinlichkeit ist groß, dass du auf dem Weg zur Mehrfachmama bist, wenn du dieses Buch liest. Vielleicht hast du schon entbunden und möchtest nun die bevorstehende Zeit planen und vergangene Geburten reflektieren, um dich mit bestimmten Aspekten davon auseinanderzusetzen.

Mit mehreren Kindern sind neue Anpassungen an das bisher gekannte Familienleben nötig. Neue Bedürfnisse kommen hinzu. Die Aufgabe, dir selbst gerecht zu werden, wird weiter wachsen. Selbst ein gut geplanter Wandel in deinem Leben kann durch eine Phase der Orientierungslosigkeit führen. Du stehst neuen Herausforderungen gegenüber.

Bei Folgegeburten stellst du dich auf eine neue Art des Mutterseins ein, du wirst Mehrfachmama.

In diesem Kapitel geht es um deine Vorstellungen, Ideen und Themen rund um das Thema Mehrfachmama.

Ebenfalls lasse ich dich an meinen Erfahrungen teilhaben, gebe dir Vorschläge mit und zeige dir, welche Bewältigungskompetenzen helfen, damit du dich mit mehreren Kindern, nicht in den Anforderungen und Aufgaben verlierst. Denn nichts ist wichtiger, als dass es dir gut geht!

Ich weiß, was ich durchlebt habe, seit ich Mutter bin. Beim ersten Kind und auch mit zwei Kleinkindern.

Heute beachte ich viele meiner Stärken und konzentriere mich weniger auf die Schwächen. Ich bin neu aufgestellt mit meinem „Inneren Team" und habe seit meiner Mutterschaft den wohl größten inneren Wachstumsprozess meines bisherigen Lebens gemeistert! Das macht mich stolz. Ich würde mich freuen, wenn du von meinen Erfahrungen profitieren kannst! Heute mache ich die Dinge so, wie ich es für richtig halte und wie sie am besten zu mir und meiner Familie passen!

Wie vielleicht auch du, erleben viele Mütter in den ersten Jahren übermäßige Erschöpfung, entwickeln Ängste, fallen in Depressionen. Doch es gibt Auswege. Zur Vermeidung von Stressfaktoren musst du dein Leben nicht zwangsläufig von Grund auf ändern. Du musst wissen, dass dein Leben nicht automatisch lebenswerter wird, weil du dich möglichst viel um andere kümmerst und sie umsorgst. Vielmehr kommt es darauf an, ob du weißt, wie du dich am besten um dich selbst kümmern kannst.

Ein Leben mit Kindern ist eine „To Do Liste", die sich am Ende der Nacht wie von Zauberhand wieder füllt. Täglich. Ohne Pause. Immer wieder, ob du willst oder nicht.

Die erste Zeit in meiner Rolle als Mutter und Mehrfachmama beklagte ich mich über das Gefühl, nicht mehr zu existieren. Mein erschöpftes ICH beschäftigte sich durch die erneute Schwangerschaft mit den Nachwehen der ersten Geburt und der bisherigen Familienzeit.

Eine wahnsinnige Verantwortung und Organisation, die ich zusätzlich mit einem weiteren Baby auf mich zukommen sah, schreckten mich ab. Sie überforderte mich in meinem Perfektionismus, mit allen anderen Themen, die sich dazu gesellten. Diesen emotionalen Stress kannte ich vor den Kindern nicht. Nun war ich dafür verantwortlich, kleine Menschen liebevoll, mit allem was ich geben kann, durch ihr Leben zu begleiten. Ihre Schutzperson, ihr Anker und ihr Zuhause zu sein. Als schlechte Mutter fühlte ich mich nie, doch ein schlechtes Gewissen trug ich oft in meinem Gepäck.

Auch wenn es nicht leicht erscheint, wir dürfen uns auch ohne Perfektionsanspruch voll und ganz akzeptieren. Als ersten Tipp empfehle ich, nicht gegen etwas anzukämpfen, was du sowieso nicht ändern kannst!

Überlege dir, für welche Tätigkeiten du deine Energiereserven nutzt. Sei ehrlich, müssen viele Tätigkeiten wirklich jetzt sein?

Was kann am Ehesten aufgeschoben werden und warten bis es an der Reihe ist, ohne massiv zu stressen? Du hast nichts davon, wie ein Hamster im Rad zu rennen. Der erste Schritt zur Gesundheit und Genesung liegt tatsächlich darin, Sicherheit und Ruhe im Körper zu empfinden. Das geht aber nur, wenn du dir Möglichkeiten erlaubst, dich zu fühlen und bewusst aus Spiralen aussteigst.

Der größte Stress entsteht, wenn wir an uns vorbeileben, nur weil wir als Mütter viele Rollenbilder zu erfüllen haben. Wir setzen uns unnötig unter Druck und übernehmen zu viele Aufgaben gleichzeitig.

Fang hier an, denk an dich! LERNE „NEIN!" ZU SAGEN! TRAU DICH! Oft äußern wir nicht, was wir denken und wirklich wollen.

Fang hier an, denk an dich! LERNE AUSZUSPRECHEN WAS DU WILLST! TRAU DICH!

Du musst dich erkennen und für dich erkennen, dass dein Leben nicht dadurch lebenswert wird, dass du möglichst viel für andere leistest. Vielmehr kommt es darauf an, dass du dir möglichst viel ersparst.

Um deine Selbstheilungskräfte zu mobilisieren, je nachdem welche Themen du mit dir trägst, sind Entspannungsmomente unabdingbar. Dadurch verlangsamen sich deine Hirnströme und das Gehirn beginnt mit der Produktion beruhigender Botenstoffe, die deine Stresshormone abbauen. So aktivierst du deine Selbstheilung. Ich hoffe, diese Information hilft dir, Kompromisse mit deinem Perfektionismus zu erlauben.

Wir brauchen Gelassenheit!

Gelassen sein kommt von LOS-GE-LASSEN. Loslassen von Stress, Angst, Übermüdung, Panik, Unwohlsein und Energielosigkeit! Die Folgen davon sind leicht in der ganzen Familie zu spüren. Deine mentalen und psychischen Ressourcen müssen aufgefüllt werden, damit du Sicherheit und somit Gelassenheit entwickeln kannst, um dich wieder wohlfühlen zu können.

Durch meine persönlichen Erfahrungen und durch die Arbeit mit wundervollen Frauen über die letzten Jahre, habe ich Folgendes festgestellt: Gelassenheit wirft Fragen auf! Wie geht

174

Gelassenheit? Gelassenheit kann erst entstehen, wenn Bedürfnisse erfüllt werden und Ressourcen vorhanden sind. Ich frage immer als erstes mich selbst in einer Entscheidungssituation. Was genau würdest du wirklich und ehrlich wollen, sagen, etc.? Nicht die Schwiegermutter, der Ehemann, die Freundin oder welche anderen auch immer. DU lebst ja DEIN Leben! Du bist der Hauptentscheider. Lass nicht andere die Entscheidungen für dich treffen. Du spürst deine inneren Ressourcen auf. Der Glaube an deine Veränderungen stärkt zusätzlich. Um Überforderung zu vermeiden, kannst du Handlungsstrategien für dich nutzbar machen.

Deine erste Geburt und das Wochenbett hast du nicht positiv erleben können. Vielleicht wurdest du durch die Geburt traumatisiert. Sicherlich gibt es eine Vielzahl an Gründen, die dich jetzt, in Bezug auf eine zweite Geburt, nachdenklich werden lassen.

Die (eigene) Geburt ist eine früh prägende Geschichte, sie hinterlässt eine Spur, die tief durch unser Unterbewusstsein verläuft. Geboren zu werden ist eines der schwierigsten Dinge und hat enorme Auswirkungen auf unser ganzes Leben. Unsere eigene Entwicklungsgeschichte, beginnend mit der Zeit im Mutterleib und der Geburt, sind unbekannte Komponenten, die unser Erleben mitgestalten. Viele früh prägende Ereignisse werden nie ins Licht des Bewusstseins rücken, dennoch wirken sie in uns.

Das erschöpfte „Mama-ICH" ist durch die Geburt deines Kindes unter Umständen selbst so sehr an dein eigenes Geburtstrauma erinnert, dass es unbewusst in dir wirkt und, dass dich die Auswirkung davon völlig überfordern.

Mach kleine Schritte, damit du dich nicht aufregst. Jede Art von Aufregung ist ein gleichzeitiges Zünden einer inneren Hormon- und Neurotransmitter-"Bombe", gestartet durch chemische Reaktionen, die von Stressreaktionen ausgelöst werden.

Wenn deine Gedanken, Gefühle, dein Atem und Herzschlag schneller sind als du, halte inne, versuche bei dir im Körper zu bleiben und deinen Wahrnehmungen zu folgen.

Gesundheit wird Schritt für Schritt aufgebaut!

Deine Weiterentwicklung und Fähigkeit zur Selbstregulierung im Umgang mit deinen körperlichen Reaktionen beginnen mit einem ersten Schritt.

Egal welche traumatische und überlastende Situation du erlebt hast.

Um weiterhin nicht in massive Überforderungsreaktionen zu geraten, ist es wichtig, dem bewusst entgegenzuwirken. Je mehr Ressourcen du entwickelst, desto größer ist deine Handlungsfähigkeit, um in Überforderungssituationen gezielter gegenzusteuern. Neue, positive und gesündere Verhaltensweisen helfen, dein Gehirn umzuprogrammieren. Diese Resilienz ermöglicht es dir, deine Belastungsgrenzen zu erweitern. Du wirst Situationen bewusster wahrnehmen, indem du deine Emotionen verstehen lernst.

Die Checkliste hilft, deine persönlichen Stressoren zu entlarven. Folgende Fragen können dazu hilfreich sein:

- Was brauche ich, damit sich meine Energie wieder auflädt?
- Was kann ich für mich tun?
- Was kann mein Netzwerk (Familie, Freunde) tun, um mich zu unterstützen?
- Bin ich auf einem guten Weg?
- Erlaube ich mir, diesen Weg flexibel und situativ anzupassen?
- Wie werde ich ihn als Mehrfachmama umsetzen?
- Wie möchte ich mit meinen Kindern harmonieren?
- Mit wem kann ich diese Themen besprechen?

- Welche weitere Unterstützung kann ich in meinem Umfeld für mich nutzbar machen?

Hatte ich folgende Stressoren in meiner Schwangerschaft?

a) ungewollt schwanger
b) vorausgegangener Abgang (Trauer, Wut, Verzweiflung...)
c) Streit mit Partner
d) Eifersucht von Geschwistern
e) verschiedene Ängste
f) Risikoschwangerschaft
g) angespannte Lebenssituation

Hatte ich folgende Stressoren während der Geburt?

a) Kaiserschnitt
b) traumatische Entbindung
c) Wut auf Personal; Ärzte, Hebammen, Krankenschwestern
d) Einleitung, Wehentropf, Wehenhemmer
e) Probleme mit dem Partner während der Geburt
f) medizinische Probleme mit dem Säugling
g) weiterer Stress während der Geburt

Betrafen mein Kind und mich bei einer vorangegangenen Geburt folgende Stressoren?

a) Wochenbettdepression
b) Schwierigkeiten beim Stillen
c) besondere schwierige/ auffällige Ereignisse
d) Krankheiten

Leidest du unter einer Erschöpfungsdepression oder postpartalen Depression bzw. hast du darunter gelitten?

a) Was hat dir geholfen?
b) Wurdest du medikamentös unterstützt?

c) Hast du anthroposophische/homöopathische Unterstützung erhalten?
d) Kennst du deinen aktuellen Hormonstatus?
e) Nimmst du aufbauende Nahrungsergänzungsmittel?
f) Ernährst du dich ausgeglichen und gesund?
g) Bewegst du dich viel an der frischen Luft?
h) Finde vier wichtige Unterstützer in deinem Umfeld, die dich in einer belastenden Zeit unterstützen können. Notiere dir diese Personen. Welche Aufgaben übernehmen sie?

Meine fünf allgemeinen Regeln für weniger "Mama-Stress" sind:

1. Nimm dir Zeit. Lass dich nicht ständig vom allgemeinen Tempo mitreißen.
2. Multitasking vermeiden. Aufgaben lassen sich schneller bearbeiten, wenn du sie nacheinander angehst und nicht versuchst, alles gleichzeitig zu erledigen.
3. Prioritäten setzen. Ablaufpläne und klare Priorisierungen helfen dir und deiner Familie den Überblick zu bewahren und euch nicht in kleinteiligen Arbeitsschritten zu verlieren. Sichtbare Listen, Kalender und mobile Familienkalender helfen bei der Strukturierung.
4. Ruhe schaffen. Ständige Unterbrechungen durch Handy, Telefonate, E-Mails etc. solltest du am besten vermeiden. Schnell verfängt man sich in zeitraubenden Aktivitäten, die aber zum jetzigen Zeitpunkt sinnlose Ablenkung sind und keinerlei Erholung bieten.
5. Arbeitsweise überdenken. Um langfristig als Mehrfachmama effizient all deine Rollenanforderungen unter einen Hut zu bekommen, ist es sinnvoll, das eigene Tun immer wieder zu überprüfen und gegebenenfalls anzupassen.

Tiefenpsychologische Kunsttherapie zur Verarbeitung von Geburtserlebnissen

Hannah Elsche

Hannah Elsche ist tiefenpsychologische Kunsttherapeutin, Heilpraktikerin für Psychotherapie und Mutter von drei Kindern. Sie arbeitet kunsttherapeutisch in Berlin mit Frauen rund um Schwangerschaft, Geburt, Kinderwunsch, Verlusterfahrung und Elternwerden sowohl im Einzel- als auch im Gruppensetting und bietet regelmäßig themenspezifische Kreativworkshops an. (http://hannahelsche.de/)

Kunsttherapeutische Verarbeitung einer Geburt

Es gibt wenige Bereiche im Leben, die von allen Beteiligten als so elementar empfunden werden, wie die wundervollen und in vielerlei Hinsicht überwältigenden Veränderungen und damit verbundenen Erlebnisse rund um die Geburt eines Kindes (Brock, 2018).

Eine als möglicherweise schwer oder sogar traumatisch erlebte Geburt sowie eine Verlusterfahrung können als existenziell bedrohlich wahrgenommen werden und großen Einfluss auf das gesamte Leben nach der Geburt haben (Sahib, 2016).

Betroffene können häufig nicht in Worte fassen, was sie erlebt haben, was sie beschäftigt und welche Gefühle dadurch freigesetzt wurden. Die damit verbundenen Emotionen werden oft als nicht greifbar und frei florierend beschrieben (z.B. https://www.facebook.com/RosesRevolutionDeutschland/ 09.05.2020). Das Gefühl von Kontrollverlust kann unerträglich sein. Zumal Viele das Gefühl haben, wenig Verständnis zu erfahren. Oftmals wurden unbewusste Ebenen getriggert, die dann viel in Bewegung setzen, Ängste, Erinnerungen oder Bedürfnisse wecken, die vorher so nicht klar waren oder mit zu großen Tabus besetzt sind (Sahib, 2016).

Zugleich drängen die Emotionen aber an die Oberfläche und wollen bearbeitet werden. Dort fehlt dann häufig eine passende Ausdrucksmöglichkeit, was psychische Erkrankungen begünstigen und nach sich ziehen kann (Brisch, 2013). Der Leidensdruck ist extrem hoch. Zudem kann eine traumatische Geburtserfahrung es erschweren, gut in die neue Rolle als Eltern zu finden (Sahib, 2016).

Seelische Geburtsverletzungen, genauso wie körperliche, benötigen Aufmerksamkeit und Pflege, um zu heilen. Manchmal dauert es sogar länger, weil sie sich nicht gleich zeigen. Es lohnt sich, sich Raum und Zeit zu geben, um sich damit zu beschäftigen und einen guten Umgang damit zu finden (ebd.). Denn je mehr Emotionen verdrängt werden und unbearbeitet bleiben, umso mehr wachsen sie, verlieren ihre Konturen, werden diffus, tauchen unkontrolliert auf und können Angst machen.

Kunsttherapie kann nach der Geburt dabei begleiten, einen künstlerischen Zugang und Umgang mit den Erlebnissen, den unterschiedlichen Gefühlen und Veränderungen zu finden und beim Verarbeiten von aufwühlenden Ereignissen helfen (Herborn, 2000).

Es hilft, darüber zu reden, sich Raum zu geben und die undefinierbaren Gefühle und inneren Bilder zu externalisieren, indem man sie z. B. kreativ in ein äußeres Bild transformiert. Damit schafft man sich künstlerisch ein real existierendes, ansehbares sowie selbst veränderbares Gegenüber (Dannecker, 2010). Zudem hat man so die Möglichkeit geschaffen, auch selbst gesehen zu werden und kann zumindest in Teilen das Erlebte bündeln. Man gibt Kontrolle zurück und löst eine möglicherweise beklemmende Lähmung auf, die häufig mit depressiven Zuständen einhergeht, oder lernt zumindest, mit ihr umzugehen. Mögliche Ängste oder Sorgen können so greifbar gemacht werden und ihre unbestimmte Form verlieren. Sie werden kleiner, klarer und können bewusst verändert oder auch einfach weggepackt werden.

In der Kunsttherapie können angstmachende, verstörende Gefühle sogar sublimiert und in einen künstlerischen Schaffensprozess überführt werden (Kramer, 2004). Es entstehen dabei ästhetische, künstlerische Produkte, die Gefühle sichtbar machen und den individuellen Charakter der Empfindungen widerspiegeln können.

Während der Arbeit werden viele Ebenen, wie das Körpergedächtnis oder das emotionale Empfinden aktiviert. Die Gefühle, die während des tatkräftigen Handelns und danach bei der Bildbetrachtung spürbar sind und sich zeigen, sind meist beständiger, verhandelbarer und lassen sich dadurch schneller in Erinnerung rufen und einen gesunden Abstand dazu finden (Wellendorf, 2007).

Die Teilnehmerinnen erleben sich auch im übertragenen Sinn als selbstbestimmt, kreativ und handlungsfähig, was in übertragenen Situationen nutzbar gemacht werden kann, da die künstlerischen und psychischen Erfahrungen in der Regel nachhaltig verinnerlicht werden. Sie können für sich viele Ressourcen bewahren und das Gefühl des Ausgeliefertseins abmildern und können aus der Lähmung herauskommen, die Traumata häufig nach sich ziehen und die im Alltag einschränken.

Was ist Kunsttherapie?

Als Kunsttherapie wird im Allgemeinen die therapeutische Anwendung von Kunst bezeichnet. Dem künstlerischen Schaffen wird dabei eine heilende Kraft zugesprochen.

Die nonverbale Therapieform ist relativ jung. Sie entstand Mitte des 20. Jahrhunderts und gehört zu den kreativen, künstlerischen Therapien (Dalley, 1986).

In der tiefenpsychologischen Kunsttherapie wird den Teilnehmenden dabei geholfen, bei der Schöpfung künstlerischer Produkte "ihre bewussten und unbewussten Konflikte wahrzunehmen, zu identifizieren, zu definieren und zu kommunizieren, indem diese Konflikte nach Außen produziert werden." (Dannecker, 2010)

Das künstlerische Schaffen, der Prozess, steht vollkommen wertungsfrei im Mittelpunkt der Therapie. Es geht nicht darum, schöne Bilder zu erschaffen, sondern darum, einen Ausdruck für innere Vorgänge zu finden (Dannecker, 2010). Künstlerische Vorkenntnisse sind nicht notwendig.

Die Idee ist, dass Kunst und Kreativität für jeden da sind und es darum geht, mit Farben und Zeichen, einen Ausdruck für etwas zu finden, wofür die Sprache nicht reicht (Dalley, 1986).

Kennzeichnend für den psychodynamischen Prozess ist, dass die Beziehung, die sogenannte Triade, zwischen schaffender Person, künstlerischem Prozess bzw. Werk und Therapeutin und die damit verbundenen Übertragungsphänomene im Mittelpunkt stehen. Dabei spielen die aktuelle Lebenssituation, die Symptomatik - also der Leidensdruck -, die Biografie und Leid verursachende Ereignisse der Teilnehmenden eine wichtige Rolle und werden mit dem Therapie- und Schaffensprozess sowie mit den Übertragungsgefühlen gegenüber dem oder der Therapeutin in Verbindung gebracht (Dannecker, 2010).

Gefühle immer als das wahr- und anzunehmen, was sie sind, fällt vielen Menschen nicht leicht. Es ist auch nicht der einfachste Weg, denn sobald sie zugelassen werden, muss in der Regel auch ein Umgang damit gefunden werden. In der Kunsttherapie kann das mit Unterstützung der Therapeutin über besondere, individuelle Interventionen bewältigt und teilweise direkt am Kunstwerk erlebt und umgesetzt werden, die vor allem den Zugang zu Inhalten fördern, die nicht oder noch nicht in Worte gefasst werden können. Künstlerische Produkte können in ihrer Objekthaftigkeit die Fähigkeit haben, unmittelbar Sinnesorgane anzusprechen und ermöglichen dadurch einen Austausch und eine Auseinandersetzung zwischen der äußeren Welt und inneren Prozessen.

Dadurch kann Selbstreflexion bzw. Bewusstwerdung ermöglicht und die Integration von belastenden und traumatischen Erlebnissen und Erfahrungen erleichtert werden (Dannecker, 2010).

Die Kunst ist dabei Medium, Ausdrucksmöglichkeit, Weg einer Ver- und Bearbeitung, dient der Sichtbarmachung, dem Perspektivwechsel, der Stärkung des Ichs und wirkt insgesamt stabilisierend. Sie kann helfen, Gefühlen auf den Grund zu gehen, Ängste aufzuzeigen und nach außen zu transportieren und dadurch greifbarer, bearbeitbar und kleiner werden zu lassen. Sie wirkt den subjektiv oftmals erlebten Autonomie- bzw. Kontrollverlusten entgegen und bringt Ordnung in unbewusste Vorgänge.

Die Wirkung kann belebend, haltgebend, entspannend, stärkend, raumgebend, klärend und einfach auch lustvoll und wohltuend sein. Sie ist dabei ressourcenaktivierend, zeigt Stärken auf und lässt neue Perspektiven zu, woraus in der Regel ein gestärktes Selbstbewusstsein hervorgeht.

Das alles kann vor, während und nach der Geburt eines Kindes eine Rolle spielen und dabei helfen, die vielen neuen Herausforderungen und Erlebnisse gut zu bewältigen und zu integrieren. Insbesondere dann, wenn sie nicht den Vorstellungen entsprachen und Spuren hinterlassen haben, die z.b. negativen Einfluss auf das Befinden junger Eltern nehmen können.

Das kunsttherapeutische Setting

Kunsttherapie findet in einem speziellen Setting statt.

Das kunsttherapeutische Setting sollte ein Ort sein, an dem sich die Teilnehmerinnen wohl und umsorgt fühlen, wo alles erlaubt ist, alles bleiben darf und alles ausprobiert werden kann. Ein Ort, an dem man einfach sein kann, Verständnis erfährt, Gefühle aussprechen und erfahren kann oder sich etwas Gutes tun und Spaß am kreativen Gestalten haben kann.

Zum Setting gehören der Ort, die Materialien, die Zeit und die oder der Kunsttherapeut.

In einer psychoanalytischen Kunsttherapie begleitet eine entsprechend ausgebildete Kunsttherapeutin die Teilnehmerinnen einfühlsam, empathisch sowie wertschätzend, wie eine „gute Mutter" (Dannecker, 2010), und steht mit all ihren Erfahrungen sowohl beim künstlerischen Arbeiten als auch bei der Reflexion zur Verfügung.

Ein Kunsttherapieraum bietet im Idealfall absolute Ungestörtheit, dadurch Sicherheit und eine angenehme Atmosphäre.

Eine abwechslungsreiche Materialauswahl, die für die Teilnehmer*innen frei zugänglich ist, und genügend Arbeitsplätze unterstützen die unterschiedlichen Bedürfnisse.

In Einzel- und Gruppenangeboten können Menschen in ähnlichen Lebenssituationen zueinander finden oder es kann auf spezielle individuelle Bedürfnisse eingegangen werden. Gruppen sollten im Idealfall klein sein und die entstandenen Arbeiten gut geschützt werden können.

Die Kunsttherapie geht davon aus, dass überwältigende, existentielle Themen automatisch einen Ausdruck finden wollen und an die Oberfläche drängen (Dannecker, 2010).

Ziel von Kunsttherapie ist die Wiedererlangung, Erhaltung und Förderung der physischen, psychischen und psychosozialen Gesundheit sowie eine Verbesserung der persönlichen, subjektiven Lebensqualität.

Kunsttherapie arbeitet mit der Externalisierung interner Bilder.

Mütterliches Geburtstrauma aus Sicht einer Ärztin

Daniela Sinsel

Daniela Sinsel ist Ärztin, körperorientierte Psychotherapeutin und Mama von fünf wunderbaren Kindern. Ihre Herzensthemen sind Geburt, Traumaheilung, Familie und Vernetzung von Mamas weltweit. Sie lebt im Berner Oberland in der Schweiz. (https://oneworldmama.com/

Ich bin Mama und Ärztin. Mein großer Traum war es immer, mit Müttern und Kindern zu arbeiten. Auf dem Weg zu diesem Traum, den Hinweisen meines Herzens folgend, zeigten sich unter anderem immer wieder die zwei großen Felder GEBURT und TRAUMA. Sie trugen und befruchteten meinen Weg.

Für viele von uns Müttern liegen in diesen Feldern wertvolle Schätze verborgen. Es geht um den Kern der Weiblichkeit. Wir spüren das. Und dennoch verstreichen oft Jahre, bis wir uns auf Schatzsuche begeben.

Es war ein langer Weg, bis ich erkannt habe, wie zentral die Themen Trauma und Geburt für unsere Heilung weltweit sein können.

Mit dem Teilen meiner Erfahrungen möchte ich eigentlich vor allem Folgendes: auf die unbeschreiblich wichtige Arbeit von Fachfrauen wie Anabel Galster hinweisen. Viele Frauen auf der ganzen Welt haben schwierige Geburtserlebnisse. Eingeordnet und gewertet werden diese Erlebnisse ganz unterschiedlich, auch abhängig von Resilienz, Selbstverbundenheit und dem tragenden Netz, in dem man lebt. Es braucht Mut, auch verstörende Geburtserfahrungen nicht zu banalisieren, sondern ernst zu nehmen, zu würdigen und heilen zu lassen, ob in Begleitung oder alleine. Es ist Gold wert. Und wenn wir ein weiteres Kind erwarten, ist es meiner Meinung nach die wichtigste Geburtsvorbereitung, lange vor dem Einüben von Atemtechniken, dem Besichtigen der schönsten Räumlichkeiten oder der Gestaltung des Kinderzimmers. Hierin liegt Magie, die große Kraft der Heilung und die Chance, diese Wunden nicht unbewusst weiter wirken zu lassen.

Medizinstudium.

Als ich im klinischen Teil des Medizinstudiums Geburtshilfevorlesungen besuchte, hörte ich davon, wie eine normale Geburt verlaufen sollte und wurde vertraut mit Operationstechniken, Medikamenten und Notfallmaßnahmen. Es war auch die Rede vom Geburtrauma, damit war das physische und allenfalls auch psychische Trauma gemeint, welches ein Baby von der Geburt davonträgt. Auch fiel der Name Otto Rank, der 1920 ein Buch über das „Trauma der Geburt" geschrieben hatte, welches uns allen mehr oder weniger bei der Geburt widerfahre. Während des Praktikums empfahl die Assistenzärztin Bücher von Sheila Kitzinger, einer Geburtsaktivistin, und vermittelte uns damit eine Ahnung von der Möglichkeit einer selbstbestimmten Geburt. Insgesamt blieb alles sehr abstrakt.

Erste Stelle in der Gynäkologie.

Plötzlich stand ich allein mit einer Gebärenden und ihrem Mann in einem Raum. Kompetente Hebammen waren glücklicherweise nebenan und in einem kleinen Spital bekomme ich jede Menge Zeit, mich einzufühlen und das erste Mal in meinem Leben eine Geburt mitzuerleben. Es sind die menschlichen Qualitäten, die entscheidend sind für den Verlauf der Geburt, zumindest solange keine Komplikation im Raum steht. Jede Frau ist anders im Erleben von schwierigen Dingen, steht an einem anderen Punkt, benötigt eine andere Form von Unterstützung. Das Ziel ist eine sichere Geburt für alle und ein gutes

187

Bonding des Babys zur Mama und zum Papa. Auch die Möglichkeit, die wichtigen Stunden nach der Geburt (Imprinting) selbst zu gestalten, ist für werdende Eltern an diesem Spital möglich.

Es braucht meine Intuition, um mich in die Vorgänge einzufinden. Beim emotionalen Kontakt zur Frau Ruhe und Zuversicht auszustrahlen, empfinde ich schnell als essenziell. Die technischen Fertigkeiten bekommen wir strukturiert unterrichtet. Dennoch scheint es noch nicht dafür auszureichen, allen Frauen eine angstfreie Geburt zu ermöglichen. Ängste der Frauen triggern zudem immer wieder halbbewusst eine Angst in mir, dass etwas nicht gut laufen könnte.

Psychiatrisches Ambulatorium.

Meine nächste Ausbildungsstelle führt mich in die Psychiatrie. Dort zeigt sich mir der Schatten der doch überwiegend glücklichen Tage in der Gynäkologie und Geburtshilfe. Ich sehe Mütter, die nach schwierigen Geburtserlebnissen schlimme Phasen der Erschöpfung und Depression durchleben. Andere, die aus dem Nichts von Wochenbettdepressionen oder auch Psychosen betroffen sind. Es wird geholfen so gut es geht, stabilisiert, medikamentös behandelt und versucht die Bindung zum Baby zu fördern. Dennoch fehlen mir Vorbilder und Anleitung darin, wie wir auf eine heilsame Art und Weise mit den betroffenen Frauen arbeiten können. Es gibt viel Scham und Schwere.

Psychotherapieausbildung mit Prä- und Perinatalpsychologie.

Auf der Suche nach hilfreichen Ansätzen absolviere ich eine Psychotherapieausbildung, die Prä- und Perinatalpsychologie mit einschließt. Die auftauchenden Erinnerungen an Geburtserlebnisse, Schwangerschaft und sogar perikonzeptionellen Geschehnisse überwältigen mich. Diese sind bei mir und anderen Kursteilnehmern unbewusst im Körper und Bewegungsmustern gespeichert gewesen. Dies zu bezeugen ist zunächst mit meinem bisherigen Weltbild als Medizinerin nicht zu erfassen und dennoch eröffnet es mir neue Welten.

Klar ist schnell:

- „Was während der perikonzeptionellen und pränatalen Zeit geschieht, hat einen immensen Einfluss auf den Verlauf der Geburt." (William Emerson)
- Pränatales Leben und die Geburt prägen den Rest des Lebens unseres Kindes.
- Mütterliches Geburtstrauma ist häufig und beeinflusst entscheidend, wie es dem Kind ergeht.

Es gibt viele Studien, die zeigen, dass ca. 33 bis 56 % aller Mütter ein Trauma während der Geburt erleben bzw. ihr Geburtserlebnis traumatisch verarbeiten. Das sind immense Zahlen, wenn man von weltweit etwa 4 Millionen Geburten pro Jahr ausgeht.

Einer Untersuchung von William Emerson (Pionier im Feld der Prä- und Perinatalpsychologie) zufolge, erlebten in einem Kollektiv (N=2323) 64 % der Frauen eine Geburt als traumatisch, 19 % als stressig und 17 % als gut.

Viele Geburten werden vom medizinischen Personal als völlig unauffällig angesehen, aber die Gebärende kann dennoch erschrocken, verwirrt oder beeinträchtigt zurückbleiben. Bei der Einordnung des Erlebten spielen auch Vorerfahrungen, allenfalls Traumatisierungen aus der eigenen Kindheit, oder schlicht eine ungenügende Kommunikation über das weitere Vorgehen, empfundener Kontrollverlust, Übergriffigkeit durch die medizinischen Maßnahmen (Weheneinleitung, Dammschnitt, etc.) eine Rolle. Zentral ist immer WIE die Interventionen durchgeführt und vor allem auch kommuniziert werden.

Deswegen kann niemals ein bestimmtes Erlebnis als traumatisierend angesehen werden. Auch eine fehlende oder abwartende medizinische Unterstützung kann für eine Gebärende verunsichernd sein und sie fühlt sich allein gelassen.

Ist das Erleben massiv, anhaltend und erfüllt gewisse Kriterien, spricht man von einer posttraumatischen Belastungsstörung (PTSD). Symptome können beispielsweise sein: Flashbacks, schlechte Träume, Gefühle der Wertlosigkeit, Panikattacken, Depression, erhöhte Reizbarkeit und auch Bindungsschwierigkeiten mit dem Baby.

Fünffache Mama.

Im Lichte dieser Erfahrungen wurde ich selbst fünfmal Mama. Das erlebte Feld ist breit. Vom kleinen Spital über die Uniklinik, eines meiner Kinder bekam ich im Geburtshaus sowie die letzten beiden als Hausgeburt, einmal in der afrikanischen Savanne und einmal in einem autofreien Schweizer Bergdorf. In oft optimalen Umständen und mit intensiver Vorbereitung, begleiteter Kontaktaufnahme zu meinen Kindern bereits im Uterus, usw. Dennoch ist jede Geburt individuell und steht unter mehrdimensionalen Einflüssen. Ein Zusammenspiel von Autonomie und äußerster Verletzlichkeit, pendelnd zwischen dem Erleben der eigenen Schöpferkraft und dem plötzlich notwendigen Abgeben der persönlichen Kontrolle. Geburt ist eine Kondensation von vielen Faktoren im Moment und erfordert unsere Hingabe.

Erst aus dieser Perspektive wurde mir bewusst, dass viele Menschen, die in der Geburtsbegleitung arbeiten, eigene unverarbeitete geburtstraumatische Erlebnisse mit sich tragen können. Die unbewusste Traumatisierung des professionellen Begleiters kann zu vorschnellen Interventionen führen, um die eigene Angst vor Zwischenfällen zu beruhigen. Mir wurde mehr und mehr bewusst, wie wichtig die konkrete Vorbereitung auf verschiedenen Ebenen und eine bewusste Herangehensweise an die bevorstehende Geburt von allen Beteiligten ist.

Geburtsbegleitung der Zukunft.

In meiner Arbeit als Psychotherapeutin sehe ich diese durch Schwangerschaft und Geburt früh geprägten Muster auch im Kontext von aktuellen Lebenssituationen immer und immer wieder aufblitzen. Es sind nicht selten wertvolle Schlüssel, die Leiden erleichtern.

Kollektiver Ausblick: Mein Wunsch ist der Ansatz, dass alle Beteiligten (werdende Eltern, Hebamme, Ärzte, Doula, etc.) nicht nur miteinander in einem intakten empathischen Kommunikationsfeld verbunden sind, sondern auch jede einzelne Person in einem guten Selbstkontakt zu den beschriebenen Themen ist.

Individueller Ausblick: Wenn Frauen nach einer Geburt spüren, dass ihnen Erlebtes nachhängt und es im Sinne eines Geburtstraumas einen Schatten über sie legt, dann ist es von unschätzbarem Wert, sich eine liebevolle Begleiterin für die Schritte der Transformation aus den alten Verletzungen hinein in die Freiheit zu suchen. Dies ist Ausdruck von kraftvoller Selbstliebe (self-mothering), ein wichtiger Teil der Geburt als Mutter und kann alles verändern.

Die belastende Geburtserfahrung als Chance

Anna Maria Lagodka

Ihre eigenen, sehr diversen Geburtserfahrungen haben Anna nicht nur zum Geburtshilfeaktivismus für Mother Hood e.V. gebracht, sondern sie auch darin bestärkt, als Doula für Frauen und ihre Partner da zu sein. Sie arbeitet im Großraum Bremen und in Teilen von Niedersachsen. (https://www.gebaeren-in-geborgenheit.de/)

Ein Trauma oder eine belastende Geburtserfahrung als Chance zu sehen, klingt zunächst mehr als grotesk und vermessen. Für mich hat sich jedoch durch diese im wahrsten Sinne des Wortes „einschneidende" Geburtserfahrung mein Leben rudimentär positiv gewandelt. Ich lebe seither bewusster, ganzheitlicher und fühle mich mittlerweile gestärkt durch dieses damalig traumatisierende Geburtserlebnis. Die Erfahrung hat meine Berufung offenbart und mein Leben somit nicht nur privat völlig umgekrempelt.

Meine erste Geburt

Tatsächlich war ich vor meiner ersten Geburtserfahrung der Meinung, dass jede Frau die Geburt erlebt, die sie möchte. In meinem sehr eingeschränkten Bild der Geburt konnten Frauen wählen, ob sie vaginal, oder per Bauchgeburt ihr Kind gebären. Wobei letztere Option für mich keine Option war. Ich war der festen Überzeugung, dass diese Kaiserschnitterfahrung sowieso nur in der Klinik entstehen kann bei Frauen, bei denen es entweder um Leben und Tod geht, oder den Frauen, die vaginale Geburten schlicht nicht möchten. Ich gab mich diesen Vorurteilen völlig unreflektiert hin und vermutete darin meine Selbstermächtigung. Ich fühlte mich wahnsinnig gut mit der

Entscheidung, mein Kind zuhause zu gebären. Auch mein Partner trug diese Entscheidung völlig leicht und ohne sichtbare Bedenken mit. Gebären? Das kann jede Frau! So lautete meine Devise. Ich erlebte physisch eine unkomplizierte, aber auch sehr unbewusste Schwangerschaft. Psychisch war ich jedoch kaum bis gar nicht gehalten. Mein Partner war in der Zeit kaum zuhause und auch ich war in einem Strudel aus Prüfungsstress und beruflichen Kämpfen. Meinem Kind versuchte ich dabei zu diktieren, wann es geboren werden sollte. Nicht auf den Tag genau, aber doch in einem gewissen Zeitraum. Immer wieder sagte ich dem Kind: „Komm bloß nicht zu früh!".

Dies war retrospektiv sicherlich eine der törichten Handlungen unserem ungeborenen Kind gegenüber. Als würde man einen so herbeigesehnten, geliebten Menschen ständig sagen: „Es ist schön, wenn du kommst, aber wehe du erscheinst etwas früher! Oder gar zu spät! Oder am falschen Ort! Dann wäre ich in einer dramatischen Notlage. Tue mir das bitte nicht an!".

Wie sich mein Kind wohl gefühlt haben muss?

Das machte mein Kind mir letztlich ziemlich deutlich. Denn es entschloss sich dazu, gar nicht von selbst zu kommen. Ständig Stress im außen, eine Mutter, die nicht loslässt und ins Detail alles planen und bestimmen möchte, dabei aber weder psychisch noch physisch ausgewogen ist... „Mit mir nicht, Mama!", hatte es sich wohl gedacht.

Mein Kind kam schließlich ET plus 21 per Schnittentbindung. Rosig, gesund, munter und stillfreudig. Ich dagegen war zerteilt, zerbrochen, aufgeschnitten. Dennoch, mein erstes Kind wurde geboren und ich durfte Dank dieser Geburtserfahrung nun beginnen zu reifen.

Der Blick zurück

Die Geburtsgeschichten unserer Kinder sind oft nicht (be-)greifbar für uns. Gerade dann, wenn sie von unseren Vorstellungen abweichen. Für mich war diese erste Geburtserfahrung der Anstoß, mein bisheriges Leben und meine Ansichten zu reflektieren und zu ergründen. Besonders die Zeit der Empfängnis, der Schwangerschaft und der Geburt. Der Blick zurück kann hierbei richtungsweisend für den Neubeginn sein. Als Doula blicke ich oft bei den Vortreffen ganz weit mit den Frauen zurück auf ihre eigenen Geburten und den Geburtserleben ihrer Ahninnen. Wie wurde meine Großmutter oder meine Mutter geboren? Wie wurde ich geboren und wie nun letztlich mein Kind? Diese Frage kann ein Schlüsselerlebnis hervorrufen und atemberaubende Parallelen zur eigenen Geburtsgeschichte aufzeigen. Hier kann man oft schon ansetzen und beginnen, Altes aufzulösen.

Für mich persönlich war zudem die Hypnosetherapie ein ungeahnter

Schlüssel in meine Seelenwelt. Auch Klientinnen berichten mir von dem „Aha-Erlebnis", das sie oft schon aus einer Therapiesitzung mitnehmen können. Es ist sehr wertvoll, dies vor der nächsten geplanten Schwangerschaft in Anspruch zu nehmen. Nicht selten kommen sehr aufwühlende Erlebnisse aus der Vergangenheit in einem hoch. Sei es ein Trauma aus der eigenen Geburt oder Themen wie sexuelle Gewalterfahrungen, die leider keine Seltenheit darstellen. Gerade hier bedarf es intensiver Hilfe von außen und eine weitreichende und ganzheitliche Therapie und Begleitung.

Für mich ist es als Doula wichtig, den Frauen seriöse Adressen an die Hand zu geben, an die sie sich wenden können. Diese Hilfen gestalten sich sehr vielfältig und können von einer professionellen psychologischen Begleitung, über die Kunsttherapie, bis hin zur Heileurythmie reichen.

Für mich zeigt sich hierbei tatsächlich die volle und unge-
ahnte Kraft eines guten Netzwerkes, das die Frau letzten Endes
selbst gestaltet. Sie spinnt sich quasi ihr persönliches „Auffang-
netz".

Ich persönlich rate dir, als Frau aus den Vollen zu schöpfen
und intuitiv alles zu nutzen, was dir guttut. Die Grundlage einer
losgelösten, sicheren und erfreulichen Geburtserfahrung ist in
meinen Augen eine gut aufgefangene und geborgene Seele.
Hier sehe ich meine Arbeit als Doula als ein Rädchen im Ge-
triebe des Ganzen, jedoch niemals als eine absolute Lösung
nach einer solchen gravierenden Vorgeschichte.

Lass dich auffangen!

Wenn die Seele aufgefangen ist, ist ein Besuch beim Oste-
opathen oder Chiropraktiker oft auch eine gute Idee. Ich habe
bereits nach dem

Kaiserschnitt die Sitzungen bei meiner Osteopathin außer-
ordentlich genossen. Die Osteopathie kann Blockaden und Störungen lösen, die vielleicht ein Hinderungsgrund für die natürliche Geburt gewesen sein könnten.

Die Narbe kann zudem „entstört" werden. Die Auseinandersetzung mit der Narbe ist allgemein ein wichtiges Thema, so
meine Erfahrung. Meine Narbe konnte ich lange nicht berühren.
Das geht leider vielen „Kaiserinnen" so. Die Berührung von
und Auseinandersetzung mit der Kaiserschnittnarbe können einen weiteren Teil der Heilung und der Vorbereitung ausma-
chen. Sanfte Massagen z. B. mit Weizenkeimöl, die vielleicht
erst große Überwindung kosten, können eine hilfreiche Methode zu einem besseren Körpergefühl sein. Es kann dauern, bis
die Frau es schafft, diese Massage umzusetzen. Oft fließen Tränen, die Berührung ist unmöglich und der Schmerz scheint un-
überwindbar. Sich die Zeit, Raum und Ruhe dafür zu schenken,

um in ein gutes Körpergefühl zu kommen, ist unabdingbar. Es darf diese Zeit brauchen.

Prinzipiell rate ich der Frau, die Geburtsakte des Kindes ebenfalls vor einer erneuten Schwangerschaft anzufordern. Oft sind es Schlüsselmomente, wenn der Blick auf die Interventionen und die daraus resultierenden Kaskaden fällt. Dies kann sehr aufwühlend und schmerzhaft sein. Jedoch ist es keine Seltenheit, dass das Vertrauen in die ureigene Gebärkraft wiedergefunden wird, wenn deutlich wird, dass nicht die Frau und ihr Körper fehlerhaft waren, sondern das System und das Handeln in der modernen Geburtshilfe höchst kritisch zu betrachten ist.

Dieses „Erkennen" kann viel Wut erzeugen. Diese ist in meinen Augen berechtigt und kann positiv umgelenkt werden. Für mich war diese Wut die Initialzündung und Antrieb als Geburtshilfeaktivistin für Mother Hood e. V. laut zu werden. Dieses Ehrenamt verschafft mir noch heute die Gewissheit, nicht untätig sein zu müssen. Es macht Freude, aktiv für eine gute Geburtskultur eintreten zu können. Nicht nur für die Frauen unserer Generation, sondern auch für unsere Töchter.

Meine zweite Schwangerschaft

Letztlich war für mich der Weg in die zweite Schwangerschaft eine aufregende und lange Reise. Mein Partner und ich haben die tiefsten Tiefen durchgestanden, um an den Punkt zu kommen, erneut ein Kind einladen zu wollen. Auch dies ist oft Thema und bedarf nicht selten einen Blick und Hilfe von außen. Unser erstes Kind hat uns auch hier lehrmeisterlich den Weg gezeigt. Wir sind über uns hinausgewachsen und konnten auch diese Erfahrung als Ressource bis heute nutzen.

Als das zweite Kind schließlich unsere Einladung annahm, war ich vor Glück kaum zu bremsen. Jedoch kamen auch hier im ersten Trimenon noch viele Rückfälle und Ängste. Die Narbe war stetiger Begleiter und leider auch meine verletzlichste Seite. Eigene Ängste vor einer Ruptur, alte Ängste wegen der damaligen Geburtshelfer beim ersten Kind, das alles war sehr präsent und kam stetig wieder in mein Bewusstsein.

Dieses Phänomen erlebe ich ebenso häufig in meiner Arbeit. Frauen beginnen, alte Ängste wiederzuentdecken und zu beleuchten. Hilfreich kann hier die tägliche Meditation sein.

Auch die Fokussierung auf die positiven Dinge des Alltags, die in einem Dankbarkeitstagebuch festgehalten werden können, können eine Stütze sein. Massagen des Babybauches und Gespräche mit dem ungeborenen Kind können unfassbar wertvoll für das Zutrauen sein. Manchmal möchte das Ungeborene auch hier der Mutter etwas mitteilen, wenn sie achtsam „hinhört".

In der Schwangerschaft, gerade gegen Ende, kann ein „Rückzug" wahnsinnig guttun. Nicht so viel von außen annehmen, dem Geist und dem Körper Gutes tun und den Fokus bei sich und dem Kind lassen. Gerade wenn ältere Geschwisterkinder schon da sind. Das war in meinem Fall mehrmals die Woche eine Stunde Schwimmen. Bahn für Bahn, Monotonie pur und dabei in die Mediation und Kraft kommen. Die Atmung bewusst dabei wahrnehmen und für die Geburt „üben". Auch das war eine wichtige Übung. Letztlich hätte ich aber genauso gut Wäsche zusammenlegen können oder eine andere „automatisierte" Tätigkeit. Ein schöner Nebeneffekt des Brustschwimmens war jedoch die Unterstützung der Lageoptimierung des Kindes für die Geburt und eine gute Grundkondition meinerseits.

Eine gute Vollwertkost nach Leitzmann habe ich besonders beherzigt, um dem Kind und mir gute Energien zu schenken. Auch das zählt mittlerweile für mich zur ganzheitlichen und liebevollen Vorbereitung auf die Geburt.

Mein Partner und ich haben uns zudem ganz bewusst Zeit und Raum geschenkt. Auch mit dem ungeborenen Baby. Wenn ich heute an meine persönliche zweite Schwangerschaft denke, dann entsteht dieses Gefühl der Liebe und rührt mich vor Freude zu Tränen. Es war eine wunderbare und ausgeglichene Zeit der Achtsamkeit, Verbundenheit und Liebe.

Zu guter Letzt, aber sicherlich mit am wichtigsten für meine persönliche

Vorbereitung war ein zuversichtliches „Team" rund um die Geburt. Bewusst habe ich meine Gynäkologin gewählt, die ohne Wenn und Aber meine Entscheidungen mitgetragen hat. Die Hebamme, die für die Zeit vor und nach der Geburt für mich da war, hat stets meinen Weg bestärkt. Die Hebamme, die uns zur Hausgeburt begleitet hat, war wohl die ausschlaggebende Person zum Gelingen meines heilsamen Geburtserlebens. Sie hat nicht nur die Hebammenkunst wie kaum eine Zweite verinnerlicht, sondern auch das Herz am rechten Fleck. Diese Hebamme, die uns Frauen achtet, dem ungeborenen Kind Zeit schenkt und an den Akt der Geburt glaubt. Ich konnte loslassen. Ich begann mich zu öffnen und wusste, egal wo und wie dieses Kind geboren wird, es ist unser Weg und dieser ist für uns richtig und wichtig. Das ist auch mein Tipp an allen Frauen. Bereitet euch vor, plant, erträumt euch eure Wunschgeburt. Aber dann heißt es loslassen und geschehen lassen. Die Vorbereitung auf die Geburt eines Kindes war und ist die eines Marathonläufers oder Bergsteigers. Mit Plan und bedacht im Vorfeld. Aber wenn der Startschuss fällt, dann heißt es loslassen, loslaufen und zu vertrauen, dass man es gemeinsam schaffen kann.

Mein zweites Kind kam voller Ehrfurcht und in Liebe im heimischen Wohnzimmer zur Welt.

Meine Berufung zur Doula

Diese Erfahrungen haben mich zu meiner Berufung geführt, die der Doula. Wie wertvoll wäre für mich eine Doula, gerade in der ersten Schwangerschaft und bei der ersten Geburtserfahrung, gewesen. Trotz oder gerade wegen der geplanten Hausgeburt. Leider wusste ich in meiner ersten Schwangerschaft nicht, dass es Doulas gibt. Über Umwege habe ich diese Berufung kennengelernt und war durch die Erzählungen von Michel Odent und Liliana Lammers sofort von dieser Tätigkeit begeistert.

Ich ahnte sofort, dass die Berufung der Doula mein Weg sein wird.

Heute begleite ich als Doula regelmäßig Frauen und Familien auf ihrem ganz eigenen Weg zu ihren selbstbestimmten Geburtserfahrungen. Als Doula sehe ich mich als „Raumhalterin" und Hüterin der „Hülle der Gebärenden". Ich schenke aber ebenso dem Partner Impulse, wie er die Gebärende bestmöglich unterstützen kann. Ich halte auch ihm den Rücken frei und lasse Zeit zum Durchatmen.

Eine Doula unterstützt Frauen und ihre Partner dabei, ihren ganz individuellen Weg in der Zeit der Schwangerschaft, bei der Geburt und im Wochenbett zu beschreiten. Als Doula bin ich über den gesamten

Geburtszeitraum rund um die Uhr für die Frau Ansprechpartnerin. Ich begleite die Geburt kontinuierlich und stärke die Frau mental und durch wohltuende Massagen und Entspannungstechniken. Die Doula übernimmt hierbei keinerlei medizinische Aufgaben, sie ersetzt also weder Hebamme noch Geburtshelfer. Eine Doula dient der ganzheitlichen und wertvollen Ergänzung im „Netz" einer Schwangeren und deren Partner.

Was brauchen wir für eine entspannte, schmerzarme Geburt?

Pia Mortimer

Pia Sophie Asitha Mortimer ist ganzheitlicher Frauencoach und Heilpraktikerin für Psychotherapie, hat ihre Tochter vor 5 Jahren selbstbestimmt im Krankenhaus geboren und ihr Sohn erblickte das Licht der Welt zuhause.

In ihrer Arbeit begleitet sie Frauen zu einem tiefen Zugang zu sich und unterstützt sie liebevoll, alte Prägungen, Glaubenssätze und Ängste aufzulösen, damit sie wild und frei, kraftvoll und selbstbestimmt ihr Leben leben können. (https://pia-mortimer.de/

Entspannung

Es liegt auf der Hand: Wenn wir eine entspannte Geburt erleben wollen, ist es wichtig, dass wir uns schon während der Schwangerschaft immer wieder bewusst entspannen. Entspannung ist das heilsamste und wirkungsvollste Tool gegen die Angst, denn rein von unserem menschlichen Nervensystem her können Angst (=Anspannung) und Entspannung nicht gleichzeitig bestehen. Je häufiger du bereits in der Schwangerschaft „übst", deine Körperin zu entspannen, deine Atmung zu vertiefen, dich tief mit der Erde zu verwurzeln, desto leichter wird es dir während der Geburt fallen, locker zu lassen. Der Grund, warum Entspannung während der Geburt so wichtig ist, ist, dass Geburt gerade dann droht schmerzvoll zu werden, wenn wir Angst haben. Wir halten fest spannen uns muskulär an, anstatt loszulassen und uns dem Geburtsprozess vertrauensvoll hinzugeben.

200

Somit ist die Entspannung eines der wichtigsten Tools für eine sanfte Geburt.

Zudem ist die Entspannung in der Schwangerschaft bereits so wichtig, weil dein Kind auf körperlicher und seelischer Ebene tief mit dir in Verbindung steht und du durch deine hormonelle Lage spürst, ob du angespannt oder entspannt bist. Sprich: Je entspannter du bist, desto entspannter ist auch dein Baby in deinem Bauch. Deine Entspannung hat eine direkte Auswirkung auf die Lebenszeit deines Kindes in dir und prägt es für sein ganzes Leben.

Wie kannst du Momente der Entspannung für dich erschaffen?

Auch wenn es paradox klingen mag: Stelle dir zunächst die Frage, was dich in Anspannung versetzt. In welchen Momenten fühlst du Anspannung? Versuche dich mental (gedanklich) für einen kurzen Moment in eine für dich angespannte Situation zu versetzen und stelle dir selbst die Frage: Wie verändern sich meine Gedanken? Was genau denke ich eigentlich, wenn ich in einer angespannten Situation bin? Wie verändern sich meine Gefühle? Was genau fühle ich, wenn ich in hoher Anspannung bin?

Spüre mal genau hinein, welche Teile deiner Körperin du in angespannten Situationen anspannst.

Körper, Geist und Seele sind untrennbar miteinander verwoben und beeinflussen sich immer gegenseitig.

Wenn du die Fragen beantwortet hast, frage dich im nächsten Schritt:

Wie kann ich dafür sorgen, dass sich die Momente hoher Anspannung in meinem Leben verringern? Was brauche ich dafür?

Ganz wichtig ist, dass du dir gerade jetzt erlaubst, nach Hilfe und Unterstützung zu fragen. Erinnere dich liebevoll daran, dass es hier nicht nur um dich, sondern auch um das Leben deines Kindes geht.

Frage dich im zweiten Schritt: Wann bin ich wirklich tief entspannt? Was genau brauche ich dafür?

Richte dir in deiner Schwangerschaft regelmäßig Zeiten ein, in denen du in die tiefe Entspannung gehst und dir genau das gibst, was du eben für dich durch die Fragen erarbeitet hast.

Entspannung bedeutet für jeden Menschen etwas anderes. Während die einen sich bei tiefen, verbundenen Gesprächen mit ihren Freunden und ihrer Familie entspannen, brauchen die anderen Ruhe. Manche brauchen tiefe Meditation, andere wiederum einen ausgedehnten Spaziergang, ein gutes Buch oder ein heißes Bad. Entspannung bedeutet nicht unbedingt, dass du still meditieren musst, aber dass du dir aktiv einen Raum für deine Gefühle, deine Gedanken, deine innersten Bedürfnisse und Grenzen schaffst. Wenn wir eine entspannte Geburt erleben möchten, ist es wichtig, in der Schwangerschaft Entspannung zu "üben", weil wir es dann während der Geburt umso leichter schaffen, in einen wirklich tief entspannten Zustand zu kommen, in dem unser Körper ganz loslassen kann. Denn je entspannter wir körperlich während der Geburt sind, desto schmerzarmer wird unsere Geburt sein!

Vertrauen

Dein wundervoller weiblicher Körper weiß intuitiv sehr genau, wie du eine entspannte Geburt erleben kannst. Eine Geburt ist das absolut natürlichste auf dieser Welt!

Wenn du in einer guten Verbindung mit dir bist, wird dein weiser Körper dir intuitiv zeigen, was du brauchst, um dein Baby sanft zu gebären. Du wirst dann während deiner Geburt auf einmal innere Bilder sehen oder eine innere Stimme hören, die dir vielleicht etwas über die Position sagen wird, die du brauchst, um dein Baby sanft zu gebären. Du wirst vielleicht auf einmal den Impuls haben, dich hinzustellen, dich irgendwo anzulehnen, deinen Partner bitten, dich am unteren Rücken zu massieren, du wirst vielleicht das Bedürfnis nach einem geschützten ruhigen Raum haben und für dich allein sein wollen.... was auch immer es sein mag: Schenke deiner inneren Weisheit in diesen Momenten deine Aufmerksamkeit und folge ihr. Bewege dich so, wie es dir guttut, hole dir Hilfe oder bitte um Ruhe - du darfst während deiner Geburt alles tun, was dir und deinem Baby guttut!

Gerade dann, wenn es dir schwerfällt, aus der Angst ins Vertrauen zu gehen oder deinen Kopf auszuschalten, versuche deine Körperwahrnehmung zu schulen. Dadurch wird es dir von Mal zu Mal möglicher sein, ein feines Gefühl für deine Körperin zu bekommen, dich deinen intuitiven Bewegungen hinzugeben, deine körperlichen Impulse zu spüren und deinem Gedankenkarussell liebevoll etwas entgegenzusetzen.

Wichtig dabei ist: Für eine gestärkte Körperwahrnehmung brauchst du gar nicht unbedingt mehr Zeit in deinem Alltag. Sicherlich wird es dir helfen, wenn du dir selbst einen Termin in der Woche in deinen Kalender schreibst, an dem du (zum Beispiel auch kostenlos von Zuhause aus über Youtube) eine Schwangerschaftsyogastunde machst. Ich empfehle dir aber generell, immer mal wieder auch zwischendurch am Tag auf deine Atmung zu achten, nachzuspüren, wo du in deiner Körperin gerade eine Anspannung verspürst und in welchem Körperteil du dich entspannt und liebevoll mit dir selbst verbinden kannst.

Verbindung

Erschaffe dir eine gute Verbindung zu dir und deinem Baby.

Ebenso wichtig wie die Entspannung und das Vertrauen in dich ist es, während deiner Schwangerschaft immer wieder bewusst in den emotionalen Kontakt mit dir und deinem Baby zu gehen.

Schenke dir in diesen Zeiten der Ruhe bewusst Kontakt zu dir und deinem Baby.

> *Wie geht es dir gerade?*
> *Was beschäftigt dich?*
> *Was ist gerade dein Bedürfnis?*

Nimm dich wahr, spüre deinen Körper, deine Gedanken und Gefühle und suche bewusst den Kontakt zu deinem Baby. Sprich mit deinem Kind, erzähle deinem Baby von dir, von deinem Tag, von deinen Gefühlen. Denn: dein Baby ist JETZT schon da! In DIESEM Moment ist es in dir und bekommt über die Hormone, die über die Nabelschnur von dir zu deinem Baby gelangen, alles mit, was du fühlst. Sind wir in Angst, gelangt das Adrenalin aus deinem Körper auch zu deinem Baby, ebenso wie das wundervolle Hormon Oxytocin, das wir in Momenten des Glücks ausschütten.

Ich empfehle den Frauen in meinen ganzheitlichen online Geburtsvorbereitungskursen immer, dass sie sich mindestens einmal am Tag bewusst mit ihrem Baby verbinden. Das kann abends auf dem Sofa sein oder schon morgens, nachdem du deine Augen aufgeschlagen hast. Diese Zeit lässt sich auch wundervoll mit dem Partner zusammen genießen und verstärkt gleichsam die Verbindung zwischen dem werdenden Vater und eurem Baby.

Wendest du dich deinem Baby also bewusst mit all deiner Liebe zu, wird es dies spüren und wird darauf reagieren! Probiere es aus, du wirst es selbst merken!

Selbstbestimmung

Ja klar, das Bild, welches wir von Geburt mitbekommen, hat häufig sehr wenig mit Selbstbestimmung zu tun: „Der Mann im weißen Kittel, der das Kind schon irgendwie holen wird..." Ich glaube, wir kennen alle dieses Gefühl der Unterlegenheit oder des Eingeschüchtert-seins, wenn wir vor einem Arzt stehen. Auch, wenn wir unzählige Geschichten von Komplikationen während der Geburt kennen, bin ich der festen Überzeugung und weiß es von meinen eigenen Geburten (selbstbestimmt über 4 Tage ohne Schmerzmittel im Krankenhaus und einer Hausgeburt), dass es nachweisbar zu viel weniger Komplikationen kommt, wenn wir auf uns hören, unseren Impulsen folgen, für unsere Bedürfnisse einstehen und im Kontakt mit unserem Kind gebären. So geht es auch den Frauen, die ich begleite. Je mehr wir in den natürlichen Geburtsfluss eingreifen, desto eher können Komplikationen auftreten. Je gestresster wir durch Ängste, Unruhe oder Störfaktoren sind, desto weniger wird unser Körper sanft gebären können, weil Angst und Entspannung nie zusammen gehen können!

Du bist die Königin deiner Geburt, geboren, um zu gebären.

Ich wünsche dir und deinem Baby, eurer Familie, von Herzen alles Beste!

In jeder Geburtserfahrung steckt eine Heldinnengeschichte

Lucia v. Fürstenberg-Maoz

Ich habe drei Geburten erlebt: Eine Totgeburt, eine Hausgeburt und eine Krankenhausgeburt, in der ich Gewalt während der Geburt erfahren habe. Jede meiner drei Geburten war auf ihre Art traumatisch und gleichzeitig tief transformierend. Aus meinen Erfahrungen ist dieser Beitrag entstanden, um andere Frauen zu unterstützen und Kraft zu spenden. (https://transformationinslicht.de/)

Mit 28 wurde ich ungewollt schwanger. Ich war mit meinem jetzigen Mann damals drei Monate zusammen und er war gerade aus Israel zu mir gezogen. Ich wollte kein Kind, aber auch nicht abtreiben, mein Mann wollte zu dem Zeitpunkt auf gar keinen Fall ein Kind. Es war ein grausames Gefühlschaos mit 1000 Tränen und vielen Konflikten. Nach drei Wochen entschied ich mich für die Abtreibung. Wir fuhren ins Krankenhaus, auf dem Weg spürte ich, wie ich immer mehr aus meinem Körper wich und ein Teil von mir starb. Als ich aufgerufen wurde ging ich bleich und wortlos an der Krankenschwester vorbei. Als wir allein waren, schaute sie mich nochmal an und sagte erneut "Hallo" und ob es mir gut ginge. Ich brach in Tränen aus. Die Ärztin kam und sagte, dass sie so keine Abtreibung durchführen würde. Nach zehn Minuten wurde mein Mann gerufen und er dachte, die Abtreibung sei bereits durchgeführt worden. Er war geschockt mich in einem Haufen Taschentüchern zu finden mit der Neuigkeit, dass es keine Abtreibung geben wird. Wir fuhren nach Hause und es war klar, dass dieses Kind bleiben wird. Langsam gewöhnte ich mich an die Schwangerschaft und die Verbindung zu meiner Tochter war sehr tief und innig. Sie war sehr präsent. Diese Präsenz habe ich bei keiner meiner zwei darauffolgenden Schwangerschaften so intensiv gespürt. Ganz zart wuchs auch die Vorfreude und wurde immer stärker. In der 24. SSW ging ich zur Feindiagnostik. Ich war kein großer Fan von Ultraschall, wollte aber wissen, ob mein Gefühl stimmt und es ein Mädchen ist. Mein Gefühl wurde bestätigt und wir freuten uns sehr. Dann wurde der Arzt sehr still. Ich fragte ihn nach zähen Momenten der Stille, ob alles in Ordnung sei. Er sagte ziemlich trocken, dass dort ein Loch in der Herzwand sei. Wieder Stille. Dass mein Kind gut in meinem Bauch leben kann, aber nicht draußen.

Der Schock fuhr durch meinen Körper und ich spürte wieder, wie mir das Leben entwich.

Es folgten drei qualvolle Wochen mit vielen Untersuchungen, Meinungen und unendlichem Schmerz.

Es war ein Albtraum: Wieder kam ich in die Situation über Leben und Tod zu entscheiden. Händeringend suchte ich nach Hilfe und Halt, welchen ich weder bei Ärzten noch bei Psychologen fand. Ich war wie aus dem Leben gerissen, so als wäre ich ein absoluter Einzelfall.

Nach drei Wochen habe ich meine Tochter in der 28. SSW tot geboren.

Der Schmerz war unendlich und meine Liebe zu ihr war auch unendlich. Die Liebe zu meiner unsichtbaren Tochter in dieser Welt, wo nur das Sichtbare zählt, fühlte sich oft brutal an. Die raue, grobe Außenwelt wurde dennoch durchströmt durch all die unsichtbaren Ebenen. Plötzlich hatte ich Zugang zu Texten, die mir vorher nichts bedeuteten. Ich las Khalil Gibran, Viktor Frankl, und viel über Lilith und Kali und fand dort viel Kraft und Trost. In Symbolen, Bildern und vor allem Blumen sah und spürte ich meine Tochter. Ich verbrachte viel

Zeit allein auf dem Friedhof bei ihr. Oft führte die Konfrontation mit der Außenwelt, die ignorierte oder verharmloste, was passiert war, zu überwältigenden Gefühlsausbrüchen. Denn es gibt kaum Platz für diese Art von Liebe.

Es gibt so viele Mütter von unsichtbaren Kindern, aber wir wissen meist nichts voneinander.

Es ist verdammt schwer in dieser Gesellschaft zu leben, wenn wir aus dem Raster fallen. Dabei tragen wir gerade mit diesen Erfahrungen zwischen Leben und Tod so viel Weisheit in uns. Meine Tochter hat mich in die Unterwelt eingeführt, sie hat mich den Tod erfahren lassen. Und gleichzeitig hat sie mir das Paradies gezeigt, mich die göttliche Führung spüren lassen.

Und ja, es ist sehr schmerzhaft. Manchmal vermisse ich sie körperlich so sehr. Dann will ich sie in den Arm nehmen und habe Tränen in den Augen. Sie ist meine allererste Tochter, sie hat mich in das Muttersein eingeführt. Sie hat mir gezeigt, wer ich unter allen Programmen und Konditionierungen bin. Sie hat mich gelehrt, was es außer dem Materiellen, Greifbaren noch gibt. Ich habe im Tod meiner Tochter, in der Konfrontation mit der Endlichkeit das Leben und die Liebe erst in seiner unendlichen Tiefe erfahren dürfen. Heute kann ich sagen, die schlimmste Erfahrung meines Lebens war die Initiation, um mit meinem höheren Anliegen, meiner Seelenaufgabe in Kontakt zu kommen.

Liebe Leserin, bitte nimm dir so viel Raum wie möglich für diese Erfahrung. Lese, schreibe, male und gebe all deinen Gefühlen Raum. Nimm dir unbedingt liebevolle, achtsame Unterstützung. Und achte auf dich. Schaue wirklich, dass die Person, die dich begleitet den Raum für dich halten kann und alle Gefühle und Gedanken erlaubt sind. Das ist sehr wichtig.

Du hast, wenn du ein Kind verloren oder tot geboren hast, eine tiefe Erfahrung gemacht. Ich weiß, die Versuchung ist groß, so schnell wie möglich wieder alltagstauglich zu sein.

Aber nimm dir Zeit für diese intensive Transformation. Nimm dir Zeit, die Botschaft hinter dieser Erfahrung zu entschlüsseln. Nimm dir die Zeit für die Verbindung zu deinem Kind. Es ist eine sehr wertvolle Verbindung, dein Sternenkind ist dein(e) Lehrmeister/in.

Wenn du es zulässt, kannst du tiefe Erkenntnisse über dich und das Leben bekommen. Mir hat die Astrologie in diesem Fall sehr geholfen und ich habe mich selbst danach zur Astrologin ausbilden lassen. Aber auch hier, sei sehr achtsam mit der Auswahl an Beratern. Gehe in die Natur, du bist nun sehr sensibel. Wenn du magst, kannst du diese spirituelle Öffnung nutzen und in Kontakt mit den unsichtbaren Ebenen des Lebens gehen. Denke immer daran, du bist verwundet. Doch eine Wunde, ein Trauma, ist immer auch eine große Chance. Denn ein Trauma macht Risse in deine Matrix und dadurch scheint das Licht und die Essenz des Lebens. Trauma und Schönheit, Krise und Wunder liegen sehr nah beieinander. Auch wenn es erst ausweglos erscheint. Ich kann heute sagen, ich möchte meine Erfahrung, meine Tochter, niemals missen. Denn sie hat mir gezeigt, worauf es im Leben wirklich ankommt.

Etwas mehr als 2 Jahre danach war ich zaghaft bereit wieder schwanger zu werden. Ich wurde prompt schwanger, doch die Freude darüber war direkt überlagert von schweren Zweifeln. Mein Vertrauen war sehr gering und so ging ich jede Woche zum Ultraschall. Ich hielt die Schwangerschaft bis zur 16. SSW geheim, denn ich hatte Angst, mein Kind wieder zu verlieren und ließ mich, im Nachhinein betrachtet, wenig auf die Schwangerschaft ein. Ich orientierte mich sehr viel am Außen, also an diversen Tests. Ab ca. dem fünften Monat fühlte ich mich zunehmend sicherer, aber dennoch fing mein Körper an heftige Stress- und Paniksymptome zu senden. Ich war in einem dauerhaften Adrenalinrausch, schlief nachts kaum mehr als zwei bis vier Stunden und wusste nicht, was los ist. Ich probierte Hypnose, Akupunktur, Homöopathie und natürlich Psychotherapie, aber nichts konnte mir wirklich helfen. Das ging

ca. drei Monate so stark. Ich besuchte in der Zeit einen Geburtsvorbereitungskurs mit dem Schwerpunkt auf Achtsamkeit und
wir trafen uns jede Woche und machten eine geführte Meditation durch den Körper. Bei diesen Reisen ist mein Nervensystem jedes Mal noch mehr hochgefahren und es war schwer aus-
haltbar für mich still liegen zu bleiben.

Ich war stark verunsichert. Auch die Hebammen im Geburtshaus waren ratlos. Heute weiß ich, dass mein Körper sich
seiner alten traumatischen Erfahrungen entladen wollte. Es
wäre so wichtig gewesen, mit Traumatherapeuten zu arbeiten.
Leider haben immer noch wenige Menschen wirklich tiefes
Wissen über Traumata. So ging ich durch die Schwangerschaft
und bereitete mich gut im natürlichsten Sinne vor, denn es war
klar, dass ich mein Kind nicht im Krankenhaus, sondern im Geburtshaus gebären wollte. Gleichzeitig hatte ich großen Respekt
vor der Geburt. Die schleichende Angst, wieder ein totes Kind
zu gebären, war allgegenwärtig. Ich beneidete die unbesorgten
Erstschwangeren, denn diese Unbeschwertheit war mir abhand-
engekommen.

Die Geburt rückte näher und der Geburtstermin war ausgerechnet der Todestag meiner Tochter. Ich glaube ja nicht an Zu-
fälle, aber ich war einerseits fasziniert und andererseits zutiefst
verunsichert über diese Korrelation.

Ich wurde mit jedem Tag, der näher an den Geburtstermin
rückte, nervöser.

Vier Tage vor dem Termin platzte die Fruchtblase, während ich mir einen Tee in meinem Lieblingscafé bestellte. Wir
fuhren nach Hause und die Wehen waren so stark, dass ich nur
noch schrie. So kamen die beiden Hebammen aus dem Geburtshaus zu uns nach Hause. Ich hatte knapp vier Stunden Sturm-
wehen, also sehr schmerzhafte Wehen mit nur sehr kurzen, kleinen Pausen. Die Geburt überrollte mich komplett und dazu kam
die Angst vor meinem Sohn. Ich projizierte unbewusst die Totgeburt weiter auf meinen Sohn.

210

Es war eine emotionale und körperlich sehr schwere Geburt für mich, doch mein Sohn wurde schließlich mit 4100 g und 56 cm gesund zuhause geboren. In dem Moment, in dem er mir gereicht wurde, erkannte ich sofort seine Einzigartigkeit und pure Freude und Liebe strömten aus mir heraus.

Liebe Leserin, was ich dir mit auf den Weg geben möchte:

Um dein Kind als Individuum zu sehen und es so frei wie möglich von der Vergangenheit zu empfangen, nimm bitte deine vorangegangenen Traumata ernst. Bevor du wieder schwanger wirst und auch während der Schwangerschaft, nimm dir achtsame Begleitung zur Seite. Ich kann sagen, dass meine nicht verarbeiteten Ängste zu einer Bindungsstörung mit meinem Sohn führten. Hätte ich es besser gewusst, hätte ich z. B. eine Bindungsanalyse während der Schwangerschaft gemacht. Alles, was deine Verbindung zu dir und deinem Kind stärkt, ist Gold wert. Versuche dich mit möglichen Ängsten zu konfrontieren. Wische nichts weg, sondern schaue dir deine Themen an. Dein Kind wird es dir danken. Geh in die Kommunikation mit deinem Kind, sodass es sich von Anfang an gesehen und gehört fühlt.

Es ist vollkommen normal, dass dein Vertrauen ins Leben vielleicht geschwächt ist. Ich finde es wichtig, nicht nur positive Affirmationen aufzusagen, sondern sich wirklich auch mit dem eigenen Seelenplan auseinanderzusetzen (also der Bestimmung deiner Seele hier auf Erden). Denn dann können wir meist in den schlimmsten Ereignissen einen übergeordneten Sinn finden. Und das schafft wahres Vertrauen ins Leben.

Da mein Sohn nicht gerade ein einfaches Baby war, war ich, als er etwas mehr als ein Jahr alt war, ziemlich überfordert, schon wieder einen positiven Schwangerschaftstest in der Hand zu halten. Trotz des Schocks gab es eine tiefe Gewissheit in mir, dass sich hier ein Mädchen ankündigt, welches genau weiß, was es tut, und dass es gut ist, was sie tut. Auch wenn ihre Mama das zu dem Zeitpunkt noch nicht sehen konnte. Die ersten drei Monate waren daher wirklich schwer für mich. Mir war sehr schlecht, ich hatte kaum Kraft und ich war mit meinem Sohn, den ich über alles liebe, oft überfordert.

Nach dem vierten Monat ging es mir immer besser und die Stimme meiner Tochter bekam immer mehr Raum, um durch meine Zweifel durchzudringen.

Diesmal plante ich bewusst eine Hausgeburt. Ich hatte in dieser Schwangerschaft sehr viel mehr Vertrauen in mich und meinen Körper. Trotzdem machte ich mir Sorgen um die Geburt, da die meines Sohnes vom körperlichen Gefühl so extrem war. Die Hausgeburtshebamme hatte für meine Ängste kein offenes Ohr und so war ich mit meinen Ängsten wieder einmal ziemlich allein. Ich bereitete mich sehr gut auf meine Geburt vor, sodass ich im Notfall auch allein gebären könnte. Wir besuchten einen HypnoBirthing Kurs, aber auch da fanden meine Ängste nicht ihren benötigten Raum. Trotzdem versuchte ich positiv zu denken.

Dann kam alles anders, denn meine Wehen begannen mehr als drei Wochen vor dem Termin, meine Hebamme war krank und die Geburt schritt rasch voran. Es blieb mir nicht viel Zeit zu überlegen und so entschieden wir uns, in das nächste Krankenhaus zu fahren.

Begrüßt wurde ich von der Hebamme mit eiskalter Miene und den Worten „Was haste für Beschwerden?" Sie befahl mir wie ich zu liegen hatte, drückte mir brutal das CTG auf den Bauch. Sie untersuchte grob während der Wehe, ich unterbrach sie mit meinem Schreien. Sie ignorierte meinen Mann, der immer wieder betonte, dass wir eine natürliche Geburt wollten. Auch, dass ich schon eine traumatische stille Geburt hatte, ließ sie kalt. Sie schien mir einfach nicht eine einfache, natürliche Geburt zu gönnen, und diskriminierte mich, weil ich eigentlich eine Hausgeburt geplant hatte. Sie ängstigte mich, um mir ihre

Ansichten von Geburt aufzuzwingen, und betonte immer wieder, ich solle mich an den Klinikalltag anpassen, denn meine Wünsche hätten hier nichts verloren.

Die Besonderheit und Einzigartigkeit der Erfahrung für die Eltern spielte hier im Kreißsaal scheinbar keine Rolle. Stattdessen machte sie unnötig Panik, dass die Herztöne schlecht seien! Ich wusste, meiner Tochter geht es gut. Die Gefahr kam von außen. Mir war klar, ich musste mich unabhängig machen von den äußeren Umständen. Allein gebären, hier wird mir keiner helfen. Ich atmete also immer wieder zu meiner Tochter und in den Wehenpausen hielt ich die Hebamme davon ab, mir Wehenhemmer zu spritzen und mir ihren hoch angepriesenen Cocktail zur Entspannung zu verabreichen (im Nachhinein wurde mir klar, dass sie mich einfach nur mundtot machen wollte). Ich bat sie darum mit mir zusammen zu arbeiten, dass wir ein Team seien, aber ihr Herz war nicht zu erweichen.

Die Situation spitze sich zu, es kam noch eine Ärztin und noch eine Hebamme, sodass ich mich nicht mehr gegen den Zugang wehren konnte. Keiner hörte mir mehr zu, alle starrten nur auf das CTG!

Ich war einfach nur noch ein Objekt und merkte, dass in diesem Moment meine Macht endgültig aufhörte. Sie wurden hektisch, sagten das Kind muss jetzt kommen, zogen den Wehenhemmer auf und da kam die Erlösung: Meine Tochter wurde geboren, in zwei Wehen war sie da! Es war aus physischer Sicht eine ganz einfache Geburt. Mein Gefühl war die ganze Zeit richtig! Die Geburt hätte eine Traumgeburt werden können, wäre sie in Respekt und Würde geschehen. Hätte ich nicht unermüdlich für eine interventionsfreie Geburt kämpfen müssen. Wäre ich nicht Übergriffen und Panikmache ausgesetzt gewesen.

Ich habe mir im Nachhinein meine Geburtsakte geben lassen und das CTG mit meiner Hausgeburtshebamme angeschaut. Die Herztöne waren einwandfrei, was auch wieder bestätigt, dass die Hebamme Panikmachen genutzt hat, um sich über mich zu ermächtigen. Um ihre Übergriffe zu rechtfertigen, mich zu ängstigen und zu bevormunden. Das Schöne an dieser Geburt war, dass ich eine ganz tiefe Verbindung mit meiner Tochter hatte und ich genau wusste, was richtig ist für uns und was nicht.

Abschließend möchte ich betonen, dass es hierbei nie um Schuld geht. Das Problem liegt am System, das strukturelle Gewalt durch zu wenig Wertschätzung, viel Druck und schlechte Bezahlung der Geburtshelfer/innen produziert. Trotzdem ist es für das Opfer wichtig, seine Opferrolle anzunehmen, um sich dann daraus zu erheben. Viele Frauen schützen den/die "Täter/in", bzw. haben Schwierigkeiten Autoritäten zu hinterfragen. Deshalb möchte ich Frauen bestärken, ihrer Wahrnehmung zu vertrauen. Denn Gewalt ist das, was eine Frau als Gewalt empfindet.

Liebe Leserin, wenn du Opfer von Gewalt während der Geburt geworden bist, dann schweige bitte nicht. Schreibe einen Online-Eintrag über Klinikbewertungen. Wenn du magst, gehe zu einem Gespräch ins Krankenhaus, aber erwarte dir nicht allzu viel Empathievermögen. Es ist wichtig, dass du darüber sprichst und dir Unterstützung holst bei Gleichgesinnten oder Frauen, die diesen Heilungsweg schon gegangen sind. Schau, was diese Übergriffe mit dir und ganz besonders mit der Verbindung zu deinem Kind machen.

Um Übergriffe zu vermeiden, mache dir vor der Geburt klar: Eine interventionsfreie, selbstbestimmte, natürliche Geburt im Krankenhaus erfordert eine gründliche und ganzheitliche Vorbereitung.

Und, JA, jede Geburt ist vollwertig. Ich möchte also Geburt nicht bewerten und in die gute = natürliche Geburt und die schlechte = technisierte Geburt unterteilen. Auch nicht umgekehrt.

Sondern ich will, dass Menschenrechte eingehalten werden, besonders Frauenrechte und Kinderrechte. Täglich werden Frauen und Kinder während der Geburt traumatisiert.

Wir leben in einem patriarchalen System und das darfst du nicht unterschätzen, wenn du dich als Frau in diese Hände während der Geburt begibst.

Dabei möchte ich nicht in Frage stellen, dass die Geburtsmedizin auch Leben rettet.

Aber wir sollten, bzw. müssen uns informieren. Denn es ist nicht egal, wie wir geboren werden!

Schlusstext:

Ich bin heute in Frieden mit all meinen Geburten und Erfahrungen.

Jede meiner Geburten war auf ihre Art traumatisierend und tief transformierend. Durch meine Geburten habe ich mich selbst gefunden. Mit jeder Geburt haben wir die Chance, uns neu ins Leben zu gebären. Aus meinen Erfahrungen ist mein Geburtstrauma-Online-Kongress entstanden, der für viele TeilnehmerInnen wie eine Initialzündung war und für viele eine innere Revolution an Heilung und Bewusstsein in Gang gebracht hat.

In jeder Geburt gibt es so viele Botschaften, die uns zu uns selbst führen wollen. Deshalb ist es auch so wichtig, sich mit der eigenen Geburt auseinanderzusetzen. Dann müssen wir unsere frühesten Verletzungen nicht an unsere (werdenden) Kinder weitergeben. Denn Trauma ist immer eine Reaktion auf eine frühere Verletzung und ein Versuch zur Heilung tiefer Wunden. Ich bin mir sicher, jede Geburt will uns ins Erwachen führen.

Deshalb ist es wichtig, der Heilung Raum zu geben. Erst ziehst du dich vielleicht nach einem traumatischen Erlebnis vor lauter Schmerz zurück, aber irgendwann kommt der Punkt, da will das Erlebte in die Welt getragen werden. Dann will Heilung sich entfalten!

In jeder Geburtserfahrung steckt eine Heldinnengeschichte.

Jede Ur-Wunde will gesehen werden, dann kann sie ihre Magie entfalten und führt uns zur Essenz unseres Daseins.

Wenn wir unsere eigene Geburt und die unserer Kinder heilen, sind wir dem inneren und äußeren Frieden ein großes Stück näher.

Für uns. Für unsere Kinder. Für Mutter Erde.

Nachklang

Es war mir ein großes Bedürfnis und eine große Freude, dieses Buch zu schreiben. Es ist entstanden in einer Zeit, die wohl als die Zeit der "Corona-Pandemie" in die Geschichte eingehen wird. Natürliche habe ich mich auch für respektvolle Geburten trotz Corona stark gemacht. Doch viele Familien sind nun Betroffene, da durch die Maßnahmen mancher Kliniken, wie dem Verbot einer Begleitung während der Geburt oder dem Besuch auf der Wochenbettstation, eine große Hilflosigkeit und Ohnmacht gespürt wurde. Daher hat dieses Buch ebenfalls eine zeitgeschichtliche Relevanz. Es ist zu befürchten, dass viele dieser Paare Unterstützung brauchen werden, um mit dem Erlebten zurecht zu kommen. Und wenn sie noch einmal gebären möchten, werden sie, wie du heute, ein solches Buch zur Unterstützung gebrauchen können.

Doch aus meiner eigenen Praxis weiß ich, wie aktuell das Thema ohnehin schon war. Dieses Buch verspricht dir keine endgültigen Wahrheiten und auch nicht, dass du allein durch das Lesen deine TRAUMgeburt erleben wirst. Doch es hat dir viele Informationen und Möglichkeiten eröffnet. Wie du diese Möglichkeiten und Übungen nun umsetzt, liegt ganz bei dir. Aus der Arbeit als Doula weiß ich, wie wundervoll es ist, den Moment zu erleben, wenn man nicht gebraucht wird! Wenn das Paar zusammen mit dem Baby im Geburtsprozess verschmolzen ist. Ein Weg, den sie sich erarbeitet und verdient haben und auf dem ich sie begleiten durfte. Diese Erfahrung wünsche ich auch dir! Mach dich zusammen mit deinem Partner auf diesen Weg und zögere nicht, dir all die Unterstützung und Hilfe zu holen, die ihr dafür braucht. Es ist kein Versagen, sondern zeigt, dass du dir deiner Hürden bewusst bist und nun alles dafür tun möchtest, diese zu nehmen. Am Ende bist du es, die gebären wird. Niemand sonst wird es für dich tun können. Doch es ist wie beim Bergsteigen. Natürlich kann man es ungesichert, allein und ohne Ausrüstung tun. Das würden vielleicht viele als besonders mutig deklarieren. Doch es ist auch riskanter und der Erfolg weniger wahrscheinlich, als wenn du es mit einer tollen Truppe, guter Ausrüstung und mit einem Seil gesichert tust. Den Aufstieg musst du so oder so selbst machen. Doch das WIE kann dein ganzes Erleben beeinflussen. Du steckst schon mitten in deiner persönlichen Heldinnenreise, mach dir das klar und geh Schritt für Schritt voran. Abschließend wünsche ich dir für eure Geburt von Herzen alles Gute!

Lass mich bitte wissen, wie hilfreich das Buch und der Online-Kurs für dich waren und hinterlasse mir dafür gerne eine Rezension. Ich freue mich sehr, von dir zu hören! (info@geburtspsychologie.de)

Herzlichst

Deine Anabel

Über die Autorin

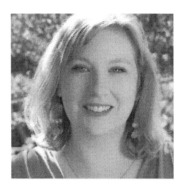

Anabel Floreana Galster (geb. 1988) ist Mutter von 4 Kindern. Gleich nach dem Psychologiestudium hat sie mit ihrem Mann Swen eine sogenannte Erziehungsstelle gegründet, in der ihre zwei Herzenskinder gemeinsam mit den zwei Bauchkindern als Geschwistern aufwachsen und in der sie ihr Pflege-Sternenkind begleitet haben.

Als Herzensfamilie lebt Anabel mit ihren Kindern, ihrem Mann Swen, der Hündin Emma und den beiden Katzen ein bedürfnisorientiertes Familienleben im Rhein-Main-Gebiet.

Das Thema der Mutter-Kind-Bindung kam nicht erst mit den aufgenommenen Kindern zu ihr, sondern war schon in ihrer Jugend sehr präsent. Da ihre Mutter ebenfalls Kinder begleitete, die in ihrer Herkunftsfamilien nicht aufwachsen konnten, lernte sie früh, was es bedeutet, wenn die bedingungslose Mutterliebe fehlt und die Grundbedürfnisse in den ersten Lebensjahren nicht gestillt werden konnten. Berührt hat sie bei all diesen teils dramatischen Geschichten immer wieder, wie stark der Wunsch nach Liebe, Zugehörigkeit und Geborgenheit ist und wie wenig dies oft aufgrund der verständlichen Bindungsskepsis zugelassen werden kann.

Schon in ihrer ersten Schwangerschaft hat sie sich mit ihrem Mann ganzheitlich und intensiv auf eine natürliche Geburt vorbereitet. Sie haben einen Einzel-HypnoBirthing-Kurs besucht, woraufhin sie aufgrund der positiven Erfahrung die Ausbildung zur Kursleiterin gemacht hat.

Es war schon immer ihr Wunsch, den Lebensanfang zu begleiten. Denn, wenn schon in Schwangerschaft und Geburt ein solides Fundament an Bindung, Vertrauen in die elterlichen Kompetenzen und Intuition gelegt wird, so steigt die Wahrscheinlichkeit, dass diese kleinen Menschen auch später in ihrem Leben weniger therapeutische Zuwendung benötigen. Somit sieht sie in ihrer Arbeit als Geburtspsychologin eine präventive Form der Unterstützung. Auch nach dramatisch erlebten Geburten kann eine frühe Hilfe viel lösen und in eine positive Richtung drehen. Damit die Belastung nicht zu einem dauerhaften Zustand wird und das familiäre Klima heilen kann.

Mit ihrer feinfühligen und intuitiven Art begleitet Anabel Frauen in der Folgeschwangerschaft nach traumatischen Geburtserfahrungen (oder bei aktuellen Schwierigkeiten wie risikohaften Schwangerschaftsverläufen). Die Begleitung findet meist online oder auch vor Ort in ihrer Praxis in Niedernhausen statt. Das Besondere ist u.a., dass sie und ihr Mann Swen beide in dieser Thematik ihre Berufung gefunden haben und somit auch der werdende Vater und das gesamte Familiensystem gut begleitet und aufgefangen werden kann.

Anabel Galster, DIE GEBURTSPSYCHOLOGIN, hat aufbauend auf ihr wissenschaftliches Studium der Psychologie sich intensiv in den Themenfeldern Schwangerschaftsbegleitung, Geburt, Wochenbett und psychologischer Familienbegleitung weitergebildet. So ist sie auch FlowBirthing Mentorin der ersten Stunde; Basic-Bonding Kursleiterin aus der Emotionellen Ersten Hilfe (EEH) für Schreibaby-Begleitung und Geburtstrauma Heilung; Doula (nach Michel Odent und Lilia Lammers) und Prä-/Perinataltherapeutin i.A.

Wenn du mehr über Anabel, ihr Leben als Frau, Mutter und ihre Arbeit erfahren möchtest, gibt es verschiedene Wege, auf denen du das tun kannst. Auf der Webseite findest du zu ihrem Blog, Podcasts („TRAUMgeburt nach TRAUMAgeburt"-Podcast" und der „Bindung von Anfang an"-Podcast) und YouTube Kanal. Nutze gerne das für dich passende Medium.

 anabel-galster.de

 Anabel Galster | DIE GEBURTSPSYCHOLOGIN

 geburtspsychologin

 geburtspsychologin

 Anabel Galster | DIE GEBURTSPSYCHOLOGIN

 06127 7069971

 anabel@geburtspsychologin.de

 TRAUMgeburt nach TRAUMAgeburt und *Bindung von-Anfang an*

Anhang

Verzeichnis der Gastautorinnen und Gastautoren

Hier findest du noch einmal alle Informationen von den Autorinnen, die an diesem Buch mitgewirkt haben:

Anna Maria Lagodka

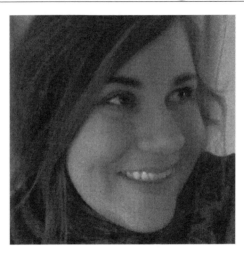

Ihre eigenen, sehr diversen Geburtserfahrungen haben Anna nicht nur zum Geburtshilfeaktivismus bei Mother Hood e.V.[9] gebracht, sondern sie auch darin bestärkt, als Doula für Frauen und ihre Partner da zu sein.

Sie arbeitet im Großraum Bremen und Teile von Niedersachsen.

 gebaeren.in.geborgenheit

 gebaeren-in-geborgenheit.de/

 info@gebaeren-in-geborgenheit.de

 mother-hood.de/

---

[9] https://www.mother-hood.de/

Daniela Sinsel

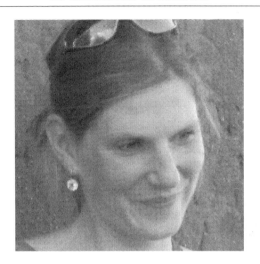

(https://oneworldmama.com/)

Daniela Sinsel ist Ärztin, körperorientierte Psychotherapeutin und Mama von fünf wunderbaren Kindern. Ihre Herzensthemen sind Geburt, Traumaheilung, Familie und Vernetzung von Mamas weltweit. Sie lebt im Berner Oberland in der Schweiz.

 ONEWORLDMAMA – rise together

 Daniela.Sinsel@gmx.ch

 oneworldmama.com/

Hannah Elsche

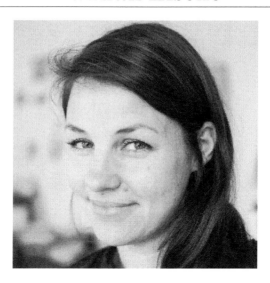

Hannah Elsche ist tiefenpsychologische Kunsttherapeutin, Heilpraktikerin für Psychotherapie und Mutter von drei Kindern.

Sie arbeitet kunsttherapeutisch in Berlin mit Frauen rund um Schwangerschaft, Geburt, Kinderwunsch, Verlusterfahrung und Elternwerden sowohl im Einzel- als auch im Gruppensetting und bietet regelmäßig themenspezifische Kreativworkshops an.

Atelier: Liebenwalder Straße 33

Büro: Oudenarder Straße 27

13347 Berlin

🌐 hannahelsche.de

✉ mail@hannahelsche.de

☎ 0160 300 839 9

Kunsttherapie_HannahElsche

fem.art_kollektiv

make babies - Kunsttherapie Hannah Elsche

Kristina Lunemann

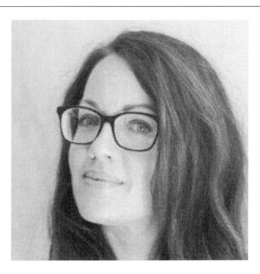

Kristina Lunemann unterstützt und hilft Frauen dabei, sich in der Familienphase gesund und wohl zu fühlen. In ihrer Tätigkeit als **Babybluescoach** und Hüterin von **Mamas Nest** begleitet sie Mütter, die von ihren Erfahrungen während und nach einer Geburt überrollt oder überrascht wurden.

Sie ist Mutter von zwei Kindern und weiß: "Eltern zu sein ist nicht leicht. Eine Geburt ist ein sehr individuelles Ereignis, das dein Leben völlig auf den Kopf stellt."

Als Soziologin und Erziehungswissenschaftlerin bringt sie einen gut geschulten, aufmerksamen Blick mit. Das ermöglicht ihr, tieferliegende Probleme zu entdecken und Lösungswege aufzuzeigen. Oft reicht es einfach, die richtigen Fragen zu stellen, um einen Perspektivwechsel einzuleiten. Durch ihre Ausbildung in **Systemischer Therapie** und ihre Arbeit als **Heilpraktikerin für Psychotherapie** ist sie außerdem in der Lage, zu beraten sowie Hilfestellungen und Tipps zu geben. Dies nimmt den Druck von den Schultern belasteter Mütter und entlastet die ganze Familie.

Aus eigener Erfahrung weiß sie rückblickend, was sie sich damals aus Scham, Angst, Schuldgefühlen und zu hoch gesteckten Ansprüchen an diese Situation nicht geholt hat: Hilfe. **Die „Super-Mama" gibt es nicht und niemand sollte den Anspruch an sich stellen, diese Rolle einzunehmen.**

 babyblueshilfe.de

 mamasnest.online

 mamasnest.online

 mamasnest.online

Lucia v. Fürstenberg- Maoz

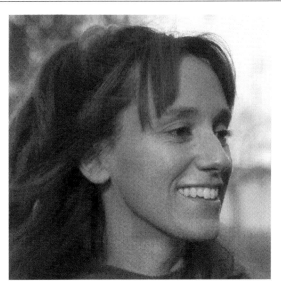

Astrologin, Yogalehrerin, Heilpraktikerin für Psychotherapie, Körpercoach.

Lucia hat drei Geburten erlebt: eine stille Geburt, eine ungeplante Hausgeburt und eine ungeplante Krankenhaus Geburt, in der sie Gewalt erfahren hat. Dies hat sie aufwachen lassen und Lucia hat gemerkt, wie alltäglich sich diese Art von Gewalt in Form von Objektbeziehung in allen Bereichen des Lebens widerspiegelt, ganz besonders in Geburt, Erziehung und Bildung. Diese Erfahrungen und Themen rund um Geburt und Trauma vertiefte sie in ihrem ersten Geburtstrauma Online Kongress. Dieser Kongress mit über 8000 Teilnehmerinnen schuf ein großes Feld von Bewusstsein und Heilung für viele Menschen. Lucia will Frauen stark machen, ihren Körper und ihren Schoßraum ganz zu bewohnen. Damit wir Frauen unsere eigenen Expertinnen sind und unsere Verantwortung nicht an sogenannte Autoritäten abgeben, uns nicht blenden lassen. Lucias Herzensanliegen ist es, alle Menschen zu motivieren sich mit ihren eigenen Geburtserfahrung auseinanderzusetzen, denn dort finden wir die versteckten Botschaften zu unseren heutigen

Erfahrungen und auch zu unserem Leiden – dies ist der Schlüssel zu unserem Leben.

Lucia vermittelt ihr Wissen über Trauma gepaart mit Körperarbeit in ihren Online-Kursen und Retreats sowie in Astrologie-Beratungen.

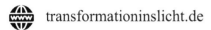 transformationinslicht.de

Pia Mortimer

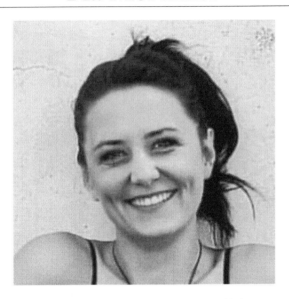

Pia Sophie Asitha Mortimer ist ganzheitlicher Frauencoach und Heilpraktikerin für Psychotherapie, sie hat ihre Tochter vor fünf Jahren selbstbestimmt im Krankenhaus geboren und ihr Sohn erblickte das Licht der Welt zuhause.

In ihrer Arbeit begleitet sie Frauen zu einem tiefen Zugang zu sich und unterstützt sie liebevoll, alte Prägungen, Glaubenssätze und Ängste aufzulösen, damit sie wild und frei, kraftvoll und selbstbestimmt ihr Leben leben können. Mehr über Pia und ihre Arbeit findest du unter

 pia-mortimer.de

 pia_mortimer und

 Pia Mortimer- Wild & Frei.

 Wild & Frei

232

Swen Galster

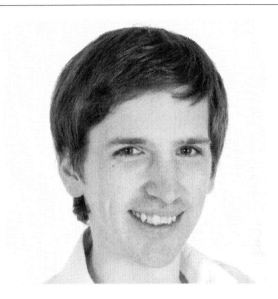

(https://geburtspsychologie.de)

Swen Galster ist bereits seit seiner Kindheit fasziniert vom Wunder der Schwangerschaft und Geburt. Wenn er in seiner Jugend in die Bücherei ging, verließ er diese - statt mit typischer Jugendliteratur - mit Fachbüchern über die besondere Zeit der frühen Entwicklung des Menschen in Mamas Bauch. Er studierte Psychologie und sich parallel zum Studium im Bereich der Prä- und Perinatalpsychologie fortgebildet.

Mit der Liebe seines Lebens hat er 4 Kinder, ist CEO von nestkinder®. In seinem Unternehmen werden besondere Angebote Produkte für besondere Familie kreiert, die ebenfalls spüren, welch eine große Bedeutung die frühste Phase im Leben von jedem Menschen hat. Es sind Familien, die noch Träume haben und die Liebe und das Familienleben genießen.

Zudem führt Swen mit seiner Frau Anabel das Zentrum für Geburtspsychologie mit der psychologischen Privatpraxis für frühe Bindung und Geburtstrauma, er ist Teil des Erweiterten

233

Vorstands der International Society for Pre-and Perinatal Psychology and Medicine e.v. (ISPPM), leitet die Geschäftsstelle und ist Sprecher der AG "Väter".

Weitere Informationen über Swen findest du in den sozialen Medien:

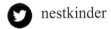 nestkinder

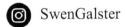 SwenGalster

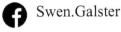 Swen.Galster

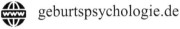 geburtspsychologie.de

Gerne kannst du auch jederzeit eine E-Mail senden an: swen@nestkinder.de

Quellenverzeichnis

Brisch KH: Schwangerschaft und Geburt. Stuttgart: Klett-Cotta, 2013

Brock I (Hg.): Wie die Geburtserfahrung unser Leben prägt. Perspektiven für Geburtshilfe, Entwicklungspsychologie und die Prävention früher Störungen. Gießen: Psychosozial, 2018

Charf D: Auch alte Wunden können heilen: Wie Verletzungen aus der Kindheit unser Leben bestimmen und - wir dennoch Frieden in uns selbst finden können. München: Kösel, 2018

Charf D: Was passiert in einer körperorientierten Traumatherapie?, 2017 https://traumaheilung.de/passiert-einer-koerperorientierten-traumatherapie/ (gesichtet Mai, 2020)

Dalley T: Kunst als Therapie. Eine Einführung. Rheda-Wiedenbrück: Deadalus, 1986

Dannecker K: Psyche und Ästhetik. Die Transformationen der Kunsttherapie. Berlin: MWV Medizinisch Wissenschaftliche Verlagsgesellschaft, 2010

Dorsch V: Geburtserfahrung und postnatale Befindlichkeit von Vätern (Dissertation, Medizin). Bonn, 2013

Harms T: Emotionelle Erste Hilfe: Bindungsförderung – Krisenintervention – Eltern-Baby-Therapie. Gießen: Psychosozial, 2016

Härtl N: Ist ja nur eine Vorsichtsmaßnahme!? Fachhochschule Salzburg. Österreichische Hebammenzeitung 3/2016

Herborn E: Kunsttherapie in der Geburtshilfe. In: Die Hebamme, Hippokrates Verlag 2/2000

Hildas G & Raffai J: Nabelschnur der Seele: Psychoanalytisch orientierte Förderung der vorgeburtlichen Bindung zwischen Mutter und Baby. Gießen: Psychosozial, 2006

Hildingsson I, Cederlöf L, Widén S. Fathers' birth experience in relation to midwifery care. Women Birth 2011; 24: 129-136

Hübner-Liebermann B, Hausner H & Wittmann M: Peripartale Depressionen erkennen und behandeln, Recognizing and treating peripartum depression. In: Deutsches Ärzteblatt, Jg. 109, Heft 24, 15. Juni 2012

Kramer E: Kunst als Therapie mit Kindern. München: Reinhardt, 2004

Levine PA: Sprache ohne Worte: Wie unser Körper Trauma verarbeitet und uns in die innere Balance zurückführt. München: Kösel, 2011

Lieb K, Frauenknecht S & Brunnhuber S (Hrsg.):Intensivkurs Psychiatrie und Psychotherapie. München: Urban & Fischer Verlag/Elsevier GmbH, 2019

McGrath SK, Kennell JH. A randomized controlled trial of continuous labour support or middleclass couples: effect on cesarean delivery rates. Birth 2008; 35: 92-97

Meissner B: Emotionale Narben heilen. Winterthur: Brigitte Meissner-Verlag, 2020

Mongan MF: HypnoBirthing. Der natürliche Weg zu einer sicheren, sanften und leichten Geburt. Murnau: Mankau, 2019

Moser D & Strohmeier M: Lebensreise – Lebenskreise, Rituale und Bräuche rund um die Geburt. Norderstedt: BoD, 2013

Müller-Mettnau C: Gestillte Sehnsucht - starke Kinder!: von der Haptonomie, Geschwistern, Nähe und dem Mut natürlich zu stillen, das Erfahrungsbuch und Nachschlagewerk. EigenVerlag, 2009

o. V.: Routinebraunüle – Einladung zu unnötigen Interventionen? In: Deutsche Hebammenzeitschrift, 2017 https://www.dhz-online.de/news/detail/artikel/routinebraunuele-einladung-zu-unnoetigen-interventionen/ (gesichtet April, 2020)

Pausch M & Matten S J: Trauma und Traumafolgestörung in Medien, Management und Öffentlichkeit. Heidelberg: Springer, 2018

Rumpel KM: FlowBirthing - Geboren aus einer Welle der Freude. Murnau: Mankau, 2015

Sahib, T: Es ist vorbei – ich weiß es nur noch nicht. Norderstedt: BoD, 2016

Schäfer E, Abou-Dakn M, Wöckel A, HRSG. Vater werden ist nicht schwer? Zur neuen Rolle des Vaters rund um die Geburt. Gießen: Psychosozial-Verlag, 2008

Schiepek G & Cremers S: Ressourcenorientierung und Ressourcendiagnostik in der Psychotherapie. In Schemmel H & Schaller H (Hrsg.): Ressourcen – Ein Hand- und Lesebuch zur therapeutischen Arbeit (S. 147–194). Tübingen: dgvt, 2003

von Wachter M & Hendrischke Askan: Das Ressourcenbuch - Selbstheilungskräfte in der Psychotherapie erkennen und von Anfang an fördern. Stuttgart: Klett-Cotta, 2017

Wellendorf E: Wie kommen die Bilder in den Kopf? In: Sinapius, P., Ganß, M.: Grundlagen, Modelle und Beispiele kunsttherapeutischer Dokumentation. Frankfurt a.M., 2007, S. 119 – 129

Wöckel A, Schäfer E, Beggel A, Abou-Dakn M. Getting ready for birth: impending fatherhood. Br J of Midwifery 2007; 6: 344-348

Bildquellen

Abb. 1. Hartmann A: Reality Loop. (https://www.alexanderhartmann.de/; der Reality Loop in Action: https://link.geburtspsychologie.de/1PNn)

Umschlagbild, Depositphotos Inc., Dubova (Maria Dubova)

Icons made by Freepik from www.flaticon.com

Wasserfarbe: Designed by Harryarts / Freepik

Linksammlung

https://www.mother-hood.de/

https://www.emotionelle-erste-hilfe.org/

https://isppm.ngo/

https://schatten-und-licht.de/index.php/de/

http://www.bindungsanalyse.de/

https://doula-verbund-deutschland.de/

https://www.flowbirthing.de/

Bonus

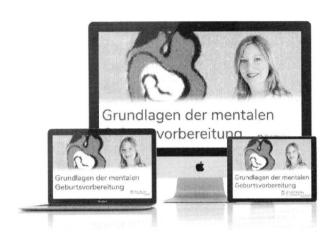

Mit dem Kauf des Buches erhältst du auch **kostenfreien Zugriff** auf das Modul 5 mit dem *Titel Selbsthypnose Wunschgeburt* des **Online-Kurses** "Grundlagen der mentalen Geburtsvorbereitung", einen **Rabatt auf den gesamten Kurs** und **Arbeitsmaterialien zum Buch**.

Scanne den folgenden qr-Code, um alle Informationen dazu per E-Mail zu erhalten:

https://link.nestkinder.de/1UXn

Weitere Angebote findest du unter:

https://anabel-galster.de

https://geburtspsychologie.de

https://nestkinder.de

Zum Thema passende, interessante Bücher

https://verlag.nestkinder.de

Printed in Poland
by Amazon Fulfillment
Poland Sp. z o.o., Wrocław

76901104R00153